DE LA

FIÈVRE TYPHOÏDE,

DE

SA NATURE ET DE SON TRAITEMENT.

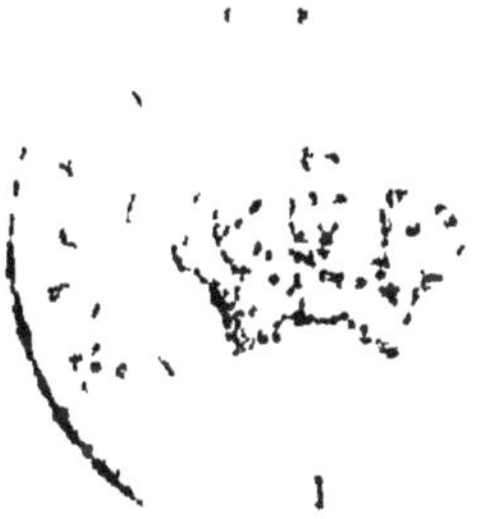

TOULOUSE. — IMPRIMERIE D'AUGUSTIN MANAVIT,
Rue Saint Rome, 30.

DE LA
FIÈVRE TYPHOÏDE,
DE SA NATURE ET DE SON TRAITEMENT,

PAR A. J. GAUSSAIL,

DOCTEUR EN MEDECINE DE LA FACULTE DE PARIS,
ANCIEN INTERNE DES HOPITAUX DE PARIS,
MEMBRE DE LA SOCIETE ANATOMIQUE ET DE PLUSIEURS SOCIETES SAVANTES.

MÉMOIRE

Qui a remporté au concours la I.re médaille d'or, décernée par la Société royale de Médecine de Toulouse.

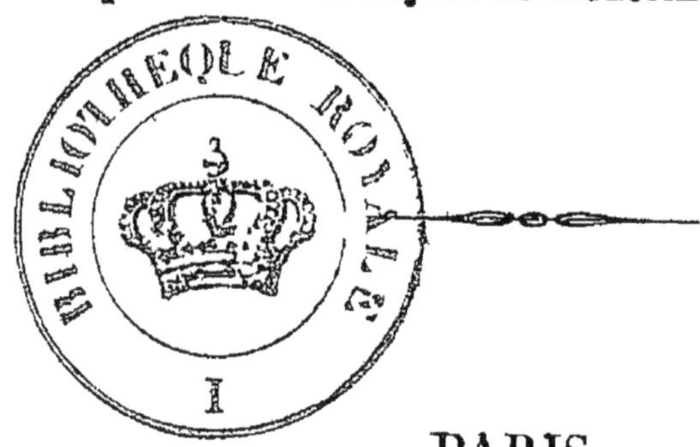

PARIS,
GERMER BAILLIÈRE, LIBRAIRE,
RUE DE L'ÉCOLE DE MÉDECINE, 17.

LONDRES,
J. B. BAILLIÈRE, LIBRAIRE,
219, REGENT STREET

TOULOUSE,
DAGALIER, LIBRAIRE,
RUE DE LA POMME, 71.

M DCCC XXXIX.

AVANT-PROPOS.

Les opinions diverses qui ont cours dans la science sur la nature et le siége de la fièvre typhoïde, la multiplicité de ses symptômes, leur ressemblance avec ceux de quelques autres affections morbides; enfin, la confusion que certains praticiens ont introduite dans le langage nosologique, en imposant la qualification de typhoïde à des états maladifs d'une tout autre nature, confusion qui, pour le dire en passant, peut seule donner l'explication de ces succès nombreux et éclatans obtenus par des moyens si opposés dans leur action : voilà, sans contredit, des circonstances qui font, de la question proposée par la Société de Médecine de Toulouse, un sujet vaste, plein d'intérêt et d'actualité, mais hérissé en même temps d'immenses difficultés.

Telles furent les réflexions qui se présentèrent d'abord à mon esprit, lorsqu'après avoir formé le projet de m'occuper de cette question, je dus la considérer dans son ensemble, et en mesurer l'importance et l'étendue. Bientôt pour tant, dominé par le désir de vaincre ces diffi cultés, décidé à ne pas me laisser rebuter par le travail et les recherches, je songeai à me tracer un plan et une méthode qui furent lon guement médités, et que je crois devoir exposer avant d'entrer en matière.

Les faits qui sont du domaine de la science appartiennent à quiconque sait se les appro prier, en quelque sorte, par un examen sévère et judicieux. Mais si l'on peut espérer de traiter convenablement la question proposée, ce n'est pas par une compilation servile des écrits que nous possédons sur la fièvre typhoide, pas plus que par une froide description, mais bien par l'étude approfondie, par l'appréciation exacte, comparative et numérique, de tous les élémens qui composent l'histoire de cette maladie ; ce n'est, en un mot, qu'en prenant constamment pour guides l'observation et l'analyse.

Voilà pour la méthode générale qui sera suivie dans ce travail. Un mot maintenant sur les divisions principales qu'il présentera.

D'après les termes mêmes de la question, il devra être divisé en deux parties, l'une nosographique, l'autre thérapeutique.

Pour procéder avec ordre, il est indispensable de présenter d'abord quelques détails historiques, et de faire connaître les diverses dénominations qui ont été données à la fièvre typhoïde. Ses causes, ses symptômes et ses caractères anatomiques, seront ensuite étudiés suivant la méthode indiquée, et feront le sujet de trois chapitres séparés. Il faudrait peut-être, avant tout, définir la maladie qui doit nous occuper; mais comme cette définition ne peut résulter que de l'examen des faits, j'ai jugé plus convenable de ne l'énoncer que dans le Résumé et les Conclusions, destinés à faire ressortir plus particulièrement les conséquences à déduire des considérations développées dans les divisions précédentes.

La fièvre typhoide est peut-être de toutes les maladies celle pour laquelle on a conseillé et employé les méthodes curatives les plus nombreuses et les plus opposées dans leur action : aussi j'ai pensé qu'il ne pouvait être que fort utile de les passer successivement en revue, de les apprécier d'une manière générale, avant de me renfermer dans les limites tracées par le programme. Après cette appréciation, il sera bien plus facile d'indiquer les modifications que réclament les diverses formes de la maladie.

Les ouvrages de MM. Petit et Serres[1] et de M. Louis[2], les 98 Observations qui y sont rapportées en détail, et qui, jointes à 20 autres recueillies par moi dans les hôpitaux de Paris, serviront, en totalité ou en partie, à mes recherches analytiques ; le Traité de Rœderer et Wagler[3], des communications et des discussions académiques, des comptes rendus des cliniques et des mémoires particuliers, des notes et des souvenirs, dont quelques uns, douloureusement gravés dans ma mémoire, sont aussi fidèles que mes notes écrites : telles sont les sources principales auxquelles j'ai puisé les matériaux qui ont servi à la composition de ce Mémoire, et que j'ai cru convenable de faire connaître en terminant cet Avant Propos.

[1] Petit et Serres, *Traité de la Fièvre entéro mésentérique*. In 8.° ; Paris, 1813.

[2] Louis, *Recherches anatomiques, pathologiques et thérapeutiques, sur la maladie connue sous les noms de gastro entérite, fièvre putride, adynamique, ataxique, typhoïde, etc* 2 vol. in 8.°, Paris, 1829.

[3] Rœderer et Wagler, *Tractatus de morbo mucoso*. Ed. in 32, Paris, 1810.

EXTRAIT DU RAPPORT

Sur le Concours ouvert, pour l'année 1838, par la Société de Médecine de Toulouse[1].

« Les annales ne notre compagnie ne sauraient fournir l'exemple d'une lutte aussi nombreuse et aussi brillante près de vingt travaux volumineux et importans sont venus se disputer la palme, en jetant leur part de lumières sur une question dont l'attrait a été généralement senti. »

. . . .

« Mais nos exigences ont dû s'augmenter en raison même du mérite relatif des Mémoires que nous avions à examiner Il n'a pas suffi pour nous de trouver telle ou telle partie de l'ouvrage parfaitement traitée, nous avons dû rechercher quels étaient les travaux qui, dans leur ensemble, nous paraissaient approcher le plus de la solution des questions proposées par la Société.

[1] La commission chargée d'examiner les mémoires envoyés à ce concours était composée de MM. Dupau, Cany, Mondouis, Rolland, Bernard, Dassier, et Audouy, rapporteur La question proposée était ainsi conçue 1.° *La fièvre typhoide est elle une maladie particulière, ou bien une forme ou une complication de certaines maladies?* 2.° *Indiquer le traitement de la fièvre typhoide dans les diverses formes qu'elle peut présenter*

» Dans cette recherche consciencieuse, nous avons » remarqué sept Mémoires dont votre commission a » reconnu le mérite, et pour chacun desquels nous » aurions désiré pouvoir vous demander une récompense » digne des efforts qui ont été faits pour résoudre la » question.

» Sur ce nombre, les n.os 10, 11 et 6, méritent de » notre part une attention plus particulière, parce que, » supérieurs aux autres, les opinions qu'ils renferment » représentent assez fidèlement celles qui sont exprimees » dans tous les travaux envoyés à ce concours, et celles » aussi qui ont été récemment introduites avec plus ou » moins de succès dans la science médicale.

» L'examen rapide de ces trois ouvrages remarqua » bles nous fournira l'occasion de discuter comparati » vement ces opinions diverses, et de parvenir de cette » manière aux motifs du jugement que nous avons à » porter aujourd'hui.

» Ainsi, le n.° 10 représentera la catégorie des mé » decins qui considèrent la fièvre typhoide comme dé » pendante d'une inflammation des voies gastriques ou » de toute autre lésion locale primitive

» Le n.° 11 exprimera l'opinion qui attribue à la bile » la source de tous les désordres de la maladie.

» Enfin, le n.° 6 appartiendra à la série de ceux qui » pensent que les lésions locales ne sont qu'une consé » quence des désordres généraux préexistans. »

Dans l'impossibilité de suivre M. le rapporteur dans l'analyse judicieuse et détaillée qu'il fait de ces trois ouvrages, je me bornerai à transcrire les conclusions motivées de la commission.

» Revenant au Mémoire n.° 6, votre commission a

» pensé que, dans l'hypothèse de l'existence réelle de la » fièvre typhoïde, c'est celui qui a considéré la question » sous le point de vue le plus rationnel, en établissant » que cette maladie, loin d'avoir pour point de départ » une phlegmasie intestinale ou toute autre altération » locale, est, au contraire, une affection générale, attei » gnant l'ensemble de l'organisme. La multiplicité des » symptômes et des altérations que présentent à la fois » les solides et les liquides de l'économie, laissent peu » de doutes à cet égard.

» Elle approuve aussi l'opinion adoptée par l'auteur » quant au traitement de la fièvre typhoïde.

» Mais est ce à dire que l'altération du sang soit le » point de depart de la maladie qui nous occupe? Pen- » serons nous avec l'auteur que ce liquide est le pre » mier atteint par la cause de la fièvre typhoïde, quelle » qu'elle soit?

» S'il ne s'agissait que de présenter une théorie pro » bable de la maladie, ne pourrions nous pas, avec » autant de raison, invoquer l'influence de l'innerva » tion sur le sang et sur tous les autres systèmes?

« Malgré les imperfections que nous avons signalées [1],

[1] De ces imperfections, on en connaît déjà une c'est celle qui précède, et qui consiste à avoir fait jouer à l'altération primitive du sang le rôle principal dans la production de la maladie. Je puis répondre que, hypothèse pour hypothèse, ai insisté sur celle qui a subi un commencement de démonstra tion, et que, d'ailleurs, loin d'avoir éliminé les désordres de l'innervation, je leur ai accordé une grande part dans la mani festation des phenomènes qui constituent la fièvre typhoïde.

Je regarde comme un devoir de signaler ici les autres imper

» le Mémoire n.º 6, supérieur à tous les autres, mérite
» de notre part une récompense distinguée. . .
» . . Votre commission, Messieurs, vous pro
» pose de décerner à l'auteur de cet intéressant ouvrage
» une médaille d'or de la valeur de 200 francs.

» Le mémoire n.º 11 a présenté, comme nous l'avons
» déjà établi, une théorie et une méthode de traitement
» exclusives que nous n'admettons pas Mais il est im
» possible de ne pas reconnaître que son auteur a rendu
» un service à la science médicale, en modifiant le
» traitement en usage avant lui.

fections, en revenant sur les parties du rapport relatives à celles de mes opinions qui n'ont pas reçu l'assentiment de la commission

Pour faire ressortir la différence qu'il importe d'établir entre la fièvre typhoide proprement dite, et l'état ataxo adynamique qui vient souvent compliquer les inflammations organiques, j'ai attribué ce dernier à l'altération du sang produite par le mouvement fébrile, et je me suis appuyé du fait cité par Duhamel, du développement, chez les animaux, de maladies putrides et gangréneuses, par suite de l'inoculation du sang provenant d'autres animaux qui avaient été surmenés. (Voir page 123.)

« Il est facile de voir, a dit l'organe de la commission, que
» cette explication, hypothétique d'ailleurs, est contraire à
» l'observation de tous les jours, qui nous montre des troubles
» dans la circulation sous toutes les formes, une fièvre qui
» persiste pendant des années entières, sans déterminer les phé
» nomènes de ce que l'on nomme adynamie. »

Je conçois la portée de cette objection. Si je n'avais pas tenu à livrer mon travail au public tel qu'il a été présenté au concours, elle m'aurait engagé à modifier le passage qui l'a provoquée, mais non à le retrancher en entier, car les observations de

» Non seulement, en effet, les praticiens sont moins
» timides dans l'emploi des évacuans contre les fièvres
» typhoïdes, depuis la publication des observations du
» médecin de l'hôpital Necker; mais, il faut le dire,
» ils le sont moins aussi dans la cure, par les mêmes
» moyens, des autres fièvres en général.

» Ce double service, Messieurs, rendu à la science,
» à l'occasion de la fièvre typhoïde, doit être pris en
» considération dans ce concours, quoique nous reje
» tions, je le répète, la doctrine de l'auteur. Aussi,
» nous sollicitons pour lui une médaille d'or de la valeur
» de 100 francs

» Enfin, comme nous l'avons déjà observé au com

Duhamel subsistent, et de ce que l'on voit souvent une fièvre prolongée ne pas produire d'altération du sang, il ne s'ensuit pas nécessairement que le contraire ne puisse avoir lieu dans certaines circonstances.

Afin d'exprimer l'idée que je me suis faite de la nature de la fièvre typhoïde, j'ai dit que cette maladie était au typhus ce que le choléra indigène était au choléra asiatique, ce que la varioloïde était à la variole (Voir page 128.)

Cette manière de voir n'a pas été adoptée par la commission, parce que, a-t-elle dit, « le choléra asiatique, maladie
» importée en Europe, est peu connue dans ses rapports avec
» les autres affections pathologiques, et les discussions qui exis
» tent dans ce moment même au sujet de la différence ou de
» l'identité du virus varioloïque et du virus variolique, sont loin
» d'être terminées à la satisfaction de la science médicale ».

Malgré ces motifs, qui ont inspiré une conviction contraire à la mienne, et que je n'en respecte pas moins pour cela, je n'ai pu considérer comme disparate le rapprochement indiqué

» mencement de ce rapport, nous devons signaler encore » quelques importans ouvrages, auxquels nous regret » tons vivement de ne pouvoir donner des marques » plus éminentes de notre satisfaction, des récompenses » plus dignes de leur mérite. Empressons nous, » Messieurs, d'associer leurs auteurs à nos travaux, en » les appelant parmi nous en qualité de Membres cor » respondans, et proclamons honorablement leurs noms » dans cette solennité académique.

» La Commission conclut à ce qu'il soit accordé

» 1.° Une médaille d'or, de la valeur de 200 francs, « à l'auteur du Mémoire n.° 6, portant pour épigraphe. » ..*Ces deux élémens de progrès, l'observation et l'ana* » *lyse : l'observation, qui seule peut faire justice des* » *théories et des systèmes ; l'analyse, sans laquelle les* » *résultats de l'observation seraient à jamais stériles ;*

» 2.° Une médaille d'or, de la valeur de 100 francs, » à l'auteur du Mémoire n.° 11, ayant pour épigraphe » cette pensée de Stoll *Perpendere nunc juvat, ea quæ* » *nocuisse deprehensa sunt, cùm non à juvantibus solùm,* » *sed quàm maximè etiam à noscentibus instruamur,*

» 3.° Une mention honorable, et le titre de corres- » pondant, si déjà ils n'en étaient pas nantis, aux » auteurs des Mémoires cotés sous les n.os 10, 1, 18, » 9, 3 et 17. »

La Société ayant adopté le rapport de sa Commission, ainsi que les conclusions qu'il renferme, on a procédé à la rupture des cachets de chacun des Mémoires ci dessus désignés, et on a obtenu les noms suivans :

M. Gaussail, docteur médecin à Verdun (sur Garonne), correspondant de la Société, est l'auteur du Mémoire n.° 6

M. Delarroque, médecin en chef de l'hôpital Necker, à Paris, est l'auteur du Mémoire n.° 11.

M. Montault, docteur médecin à Paris,

M. Gauthier de Claubry, docteur médecin à Paris,

M. Martin Duclaux, docteur médecin à Saint Julia (Haute Garonne);

M. Chardon, docteur médecin à Chasselay, près Lyon;

M. Léonardon, docteur médecin à Montpont (Dordogne);

M. Ranque, médecin en chef de l'hôpital d'Orléans, ont été reconnus les auteurs des Mémoires cotés sous les n.os 10, 1, 18, 9, 3 et 17.

Pour extrait conforme.

DUCASSE, *Secrétaire Général.*

ERRATA.

Page 180, *avant-dernière ligne ; au lieu de* bien amère, *lisez* non amère.

PREMIÈRE PARTIE.

« *La fièvre typhoïde est elle une maladie particu*
» *lière, ou bien une forme ou une complication de*
» *certaines maladies ?* »

CHAPITRE PREMIER.

DÉTAILS HISTORIQUES. — DÉNOMINATIONS DIVERSES.

Il serait, sans doute, curieux et utile en même temps de rechercher si certaines maladies décrites ou mentionnées par les auteurs des XV.[e] et XVI.[e] siècles ne seraient pas susceptibles d'être rapportées à notre fièvre typhoïde. Il faudrait même remonter à des écrits bien plus éloignés, à ceux de Galien, par exemple, qui parle, le premier, de la fièvre putride, ainsi qu'à ceux d'Hippocrate, qui, dans son livre *De internis Affectibus*, décrit sous le nom de fièvre typhoïde (πυρετὸς τυφώδης) cinq espèces d'une maladie caractérisée par la stupeur et l'étonnement. Mais, outre que je ne pourrais m'appuyer que sur des données symptomatologiques, le temps me manque pour entreprendre ces recherches.

On trouve bien cependant quelques altérations anatomiques mentionnées dans des descriptions bien anté rieurcs à la publication des ouvrages qui ont eu pour but la localisation des fièvres. Ainsi, Cotunni rapporte que Sarconne a signalé l'engorgement des glandes mésentériques, sur les cadavres des individus qui avaient succombé pendant l'épidémie de Naples. Spigel, au rapport de Stoll, a souvent rencontré, à la suite de fièvres malignes, les intestins enflammés et gangrenés. Dans des temps plus rapprochés de nous, en 1803, M. Prost a rattaché les fièvres dites essentielles à des altérations diverses du canal intestinal. Mais ces faits et quelques autres étaient épars dans la science; ils étaient incomplètement décrits, ou bien ils ne se rapportaient pas exclusivement à la maladie qui doit nous occuper: en sorte que je me hâte d'arriver à l'époque où les caractères de la fièvre typhoide furent signalés et convenablement étudiés, en France du moins, car l'épidémie qui régna à Goëttingue, en 1760 et 1761, et qui a été si bien décrite par Rœde rer et Wagler, s'en rapproche sous plusieurs rapports, et mérite une mention particulière.

Au commencement de l'année 1811, l'Admimis tration des Hôpitaux de Paris, voulant féconder les immenses ressources que présentait l'Hôtel Dieu, et les consacrer, plus particulièrement que par le passé, à l'instruction des élèves; M. Petit, l'un des méde cins de cet établissement, fut chargé de commencer des conférences cliniques, qui s'ouvrirent dans les premiers jours d'Avril. Il s'adjoignit pour interne M. Serres, aujourd'hui médecin de la Pitié et membre de l'Institut, qui, dans cette circonstance, jeta les premiers fondemens de la réputation qu'il s'est acquise, depuis, comme savant anatomiste et judicieux observateur.

L'usage de tableaux annexés au lit des malades, et sur lesquels étaient notées toutes les particularités de la maladie que les élèves avaient à observer; un soin particulier apporté aux autopsies cadavériques, telles furent les bases de l'enseignement de M. Petit; telles furent aussi les circonstances qui lui permirent de découvrir et de décrire la maladie qu'avec tous les praticiens, ainsi qu'il le dit lui même, il avait confondue dans la classe nombreuse et variée des fièvres adynamiques et ataxiques [1], et qu'il put dès lors distinguer de ces dernières en lui donnant le nom particulier de fièvre entéro mésentérique, d'après le siége des lésions constamment observées sur les cadavres des individus qui y avaient succombé.

MM. Petit et Serres regardent les lésions intestinales comme le point de départ de tous les accidens, comme la cause immédiate de la maladie. Ils admettent pourtant qu'à la suite de cette lésion primitive, il se développe dans l'intestin malade un principe dé-

[1] Ouvrage cité. — Introduction, page XII.

létère qui, transporté par absorbtion, altère profondément les glandes du mésentère, et infecte ensuite les solides et les fluides de l'économie. Malgré que ces auteurs aient peut être accordé une importance trop exclusive aux lésions appréciables après la mort, la publication de leur ouvrage n'en a pas moins rendu un véritable service, en appelant l'attention sur une maladie jusqu'alors inconnue, ou à peu près. Aussitôt, en effet, que l'éveil fut donné par eux, la plupart des médecins qui pouvaient le faire, par suite de leur position, se mirent à rassembler les faits et à étudier avec zèle cette affection, non, à la vérité, sans lui enlever sa première dénomination pour lui en imposer de nouvelles, selon les idées qu'ils se faisaient de sa nature.

Lors de la révolution pyrétologique opérée en 1816 par l'apparition de l'examen des doctrines, les fièvres dites essentielles furent rayées du cadre nosologique, pour être rapportées à une seule cause, l'irritation. La fièvre entéro mésentérique, bien que déjà localisée, devait aussi subir quelques atteintes; car, quoi de plus propre à choquer le fondateur de la doctrine physiolo gique, que cette association de deux mots désignant une maladie générale et locale en même temps? Aussi, cette fièvre ne fut plus pour M. Broussais qu'une gastro entérite; seulement, comme bon nombre de gastro-entérites proprement dites ne ressemblaient en rien à la fièvre entéro mésentérique, ce novateur crut avoir tout concilié en la désignant sous le nom de gastro entérite adynamique, ou seulement de forme adynamique ou ataxo adynamique de la gastro entérite.

Les nombreux élèves du médecin du Val de Grâce suivirent ses principes et son exemple dans leur pratique comme dans leurs écrits. MM. Begin, Boisseau, Roche, Scoutetten, etc., continuèrent à rapporter à l'inflammation des organes digestifs, non seulement la maladie que nous désignons aujourd'hui sous le nom de fièvre typhoïde, mais encore toutes celles dont l'essentialité avait été proclamée dans la nosographie philosophique. Il se trouva néanmoins quelques hommes dont l'esprit sévère refusa de se soumettre sans examen à l'empire des nouvelles doctrines médicales qu'ils combattirent, parce que l'observation clinique ne leur permit pas de les considérer comme des vérités immuables. Parmi ceux qui le firent avec le plus de succès, il faut citer particulièrement MM. Chomel et Gendrin.

Les médecins placés à la tête des hôpitaux de la capitale ne sont pas les seuls qui aient contribué à éclairer l'histoire de la fièvre typhoïde : en 1829, M. Bretonneau, dans un Mémoire publié dans les *Archives générales de médecine*, émit, sur la nature de cette affection, des idées qui méritent d'être mentionnées ici.

Le médecin de Tours reconnaît la constance des lésions dont il a, le premier, bien indiqué le siége, et qui ont été décrites avec une admirable précision par lui ou par ses élèves; mais il soutient qu'elles constituent une maladie d'une nature spécifique; il lui a même donné un nom particulier, celui de *Dothinen térie*, dans le but d'indiquer son identité avec la va riole. « La dothinentérie, dit il, est une maladie de » tout l'organisme, avec lésion spéciale de l'intestin, » ou plutôt avec lésion des follicules isolés ou agglo » mérés qui abondent dans le dernier tiers de l'ileum; » c'est une maladie compliquée d'éruption intestinale, » et non une maladie causée par cette éruption; car » on ne pourrait, sans une grave erreur, imputer les » phénomènes morbides qui la constituent à la phleg- » masie intestinale. »

Il faut dire cependant que cette opinion, sur l'analogie de la fièvre typhoïde avec la variole, n'appartient pas seulement à M. Bretonneau: MM. Petit et Serres ont observé souvent des boutons comme varioliques sur l'intestin, et, avant eux, deux observations avaient été recueillies par Lecat à l'Hôtel Dieu de Rouen, et désignées, à cause des lésions observées, sous le nom de petite vérole gangreneuse, mésentérique, stoma chique, etc.

Selon, M. Bretonneau, la dothinentérie n'affecte rait qu'une seule fois le même individu; elle aurait ensuite la constante propriété de se transmettre par contagion ; et ces circonstances n'ont pas peu contribué, sans doute, à lui faire considérer cette affection comme analogue à la variole. Mais si elles se sont présentées dans les épidémies observées dans diverses localités du département d'Indre et Loire, il n'en est pas de même de la fièvre typhoïde observée à Paris : car si les faits laissent du doute sur la possibilité de la récidive de cette maladie chez le même individu, on n'en a jamais recueilli un seul qui pût être invoqué en faveur de sa nature contagieuse.

Pour n'avoir pas à revenir sur la question de la contagion, je vais citer ici l'opinion de M. Andral ; elle mérite toute confiance, car, outre les documens que lui a fournis sa longue pratique dans les hôpitaux, ce professeur a été, pendant long temps, presque le seul qui donnât ses soins aux élèves en médecine affectés de la fièvre typhoïde.

« Dans ces derniers temps, dit M. Andral, le » docteur Bretonneau, M. Gendron et quelques autres » médecins, ont soutenu que cette maladie était éminemment contagieuse. Nous ne nions pas les faits » cités par ces auteurs, mais ce que nous avançons » avec assurance, c'est que jamais à Paris, soit dans » les hôpitaux, soit hors des hôpitaux, nous n'avons » reconnu à cette maladie le moindre caractère contagieux. Dans les hôpitaux, on ne voit pas qu'elle

» se transmette, de l'individu qui l'apporte du dehors,
» à ceux qui sont couchés dans les lits voisins du sien ;
» on ne voit pas non plus que les malades auxquels
» on donne le lit précédemment occupé par un indi
» vidu guéri ou mort de dothinentérie, viennent à
» en être atteints. Les médecins ou élèves en méde
» cine qui en sont frappés ne sont pas plus parti
» culièrement ceux qui ont touché les malades qui en
» étaient affectés. Hors des hôpitaux, quelles circon
» stances sont plus favorables à la contagion que celles
» que l'on trouve réunies chez les élèves en médecine
» qui soignent leur camarade malade de fièvre ty
» phoïde? Renfermés dans une chambre ordinairement
» peu spacieuse, ils lui prodiguent, jour et nuit, les
» soins les plus assidus comme les plus dévoués. Si la
» maladie était contagieuse, presque tous devraient
» la contracter; et cependant nous ne nous rappelons
» pas avoir vu une seule fois la maladie naître chez
» un individu sain [1]. »

Parmi les observateurs modernes qui ont le plus contribué à détruire le vague et l'incertitude dont étaient entourées la plupart des questions relatives à l'histoire de la fièvre typhoïde, il faut placer en première ligne M. Louis. Ses recherches, qui parurent en 1829, ne

[1] ANDRAL, *Clin., méd*, tom. III, pag. 449.

sont pas un traité complet sur cette affection, mais elles renferment des faits pleins d'intérêt, surtout sous le rapport anatomique et symptomatologique.

Dans l'espace de sept ans, M. Louis a recueilli 138 cas d'affection typhoïde, dont 50 se terminè rent par la mort des individus. Ce qui fait le mérite de son ouvrage, ce n'est pas seulement la description exacte des lésions anatomiques et des symptômes de cette affection, mais c'est la comparaison qu'il en a faite avec les symptômes et les lésions observées dans d'autres maladies aiguës les plus communes ; c'était, en effet, la seule voie qui pût conduire à des résultats non équivoques. Aussi, malgré quelques lacunes, les recherches de M. Louis n'en doivent pas moins être considérées comme un des ouvrages les plus re marquables qu'ait vu naître notre époque ; et telle fut, sans doute, l'opinion des commissaires nommés par l'Institut, puisqu'ils lui accordèrent une de ces récom penses auxquelles peuvent aspirer seulement les tra vaux vraiment utiles.

Il me reste encore à indiquer quelques dénominations dont on se sert pour désigner la fièvre typhoïde.

On la trouve souvent décrite dans quelques auteurs modernes sous le nom de *fièvre grave*, ou de *gastro entérite grave*. Ces désignations sont trop vagues pour leur accorder une sérieuse réfutation.

Un des médecins les plus distingués des hôpitaux

de Paris, M. Bally, au service duquel j'ai été attaché pendant un an, à l'Hôtel Dieu, la désigne sous le nom d'*iléo diclydite*. Il pense que la maladie est de nature inflammatoire, et il a voulu, par cette dénomination, préciser le siége de l'altération qui occupe, en effet, la portion de l'ileum voisine de la valvule, et cette valvule elle même. M. Bally se sert de l'épithète *elcode* ajoutée à la première désignation, lorsque l'inflammation est passée à l'état d'ulcération.

Persuadés que l'inflammation est l'unique élément de la fièvre typhoïde, partisans et défenseurs zélés des doctrines physiologiques, MM. Roche et Bouillaud l'ont décrite sous le nom d'*entérite folliculeuse*. Cette dénomination, qui indique bien le siége de l'altération anatomique, ne peut que paraître bien choisie à ceux qui partagent l'opinion des médecins que je viens de citer ; mais ceux qui pensent que les lésions appréciables après la mort sur le canal intestinal ne constituent pas, à elles seules, la maladie (et je suis de ce nombre), préféreront, à toutes celles qui ont été proposées, une dénomination qui, d'une part, ne fasse rien préjuger sur la nature, le siége et la constance de la lésion anatomique, qui, en second lieu, exprime la ressemblance de la maladie avec le typhus, et ils adopteront, avec MM. Louis et Chomel, celle d'*affection* ou de *fièvre typhoïde*.

Nous avons vu jusqu'ici que les médecins qui

se sont occupés de la fièvre typhoïde peuvent être divisés en deux catégories, selon qu'ils considèrent la maladie comme dépendante d'une lésion locale, ou qu'ils pensent que celle ci n'est qu'une conséquence de désordres généraux préexistans. Nous ne pouvons examiner en ce moment la valeur de ces deux opinions: nous y reviendrons dans le résumé qui terminera cette partie de mon travail.

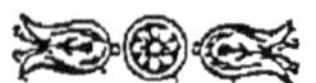

CHAPITRE SECOND.

ÉTIOLOGIE.

Comme les causes de la plupart des maladies, de celles surtout qui portent une atteinte profonde à l'ensemble de l'organisme vivant, les causes de la fièvre typhoïde sont entourées d'obscurité. Toutefois, cette assertion n'est peut être rigoureusement vraie que pour ce qui concerne les causes occasionelles, qui sont le plus souvent nulles ou insaisissables, et qui, dans les cas où elles ont été signalées, peuvent, à bon droit, être regardées comme ayant exercé une influence douteuse, parce qu'elles n'ont pas existé indépendamment de certaines conditions bien plus puissantes qui constituent les causes prédisposantes, sans lesquelles l'affection qui nous occupe ne se serait pas, sans doute, manifestée.

Ainsi, l'on est fondé à avancer d'une manière générale que la fièvre typhoïde ne reconnaît pour causes que des circonstances prédisposantes, suffisant seules à son développement; et que, lorsqu'à celles ci il vient s'en joindre d'autres qui jouent le rôle de cau ses occasionelles ou déterminantes, on peut, jusqu'à un certain point, les regarder comme accessoires, tout en reconnaissant cependant qu'elles ont pu hâter la manifestation de la maladie, et que, suivant leur mode d'action et leur intensité, elles peuvent aussi modifier ses caractères et leur imprimer plus de gravité.

Ces causes prédisposantes sont relatives au sexe, à l'âge, au tempérament et à la constitution, à l'état habituel de la santé, aux maladies antérieures, aux impressions morales, à la profession, aux changemens d'habitudes, à l'alimentation, et à la manière de vivre. Nous allons successivement passer en revue ces diverses conditions, et si certaines d'entre elles ne nous fournissent que des données étiologiques peu certaines, nous en rencontrerons d'autres qui demandent à être étudiées avec une attention particulière, parce que de leur appréciation découlent des documens qui ne seront pas sans importance pour la solution de la question proposée.

1.° Sexe.

Sur 118 malades, 100 appartenaient au sexe masculin, et 18 au sexe féminin, dont 15 filles et 3 femmes. Cette différence est frappante au premier abord, car elle nous offre une prédisposition à la fièvre typhoide, plus de cinq fois plus marquée chez les hommes que chez les femmes. Les observations qui servent à établir cette proportion sont peut être trop peu nombreuses ; disons cependant qu'elle ne s'éloigne guère de celle que signale la totalité des faits observés par M. Louis, qui, sur 138 sujets, n'en a rencontré que 32 appartenant au sexe féminin.

Il est évident que, pour que cette différence fût bien établie, il faudrait savoir d'abord dans quelle proportion se trouvent les individus des deux sexes qui viennent annuellement vivre à Paris. En second lieu, en admettant, ce qui est douteux, qu'ils y sont en nombre égal, les occupations moins pénibles auxquelles se livrent les femmes, leur vie plus régulière, pour la généralité d'entre elles, qui entrent en service dans des maisons plus ou moins aisées, où elles ont une nourriture suffisante et de bonne qualité, voilà, sans doute, des circonstances qui motiveraient leur prédisposition moindre à contracter la maladie.

Il faut bien, au reste, que cette différence en faveur des femmes ne soit qu'apparente et relative, car la gravité et la mortalité de la maladie sont à peu près les mêmes pour les deux sexes; ce qui n'aurait pas lieu s'ils y étaient inégalement prédisposés.

2.° Age.

Abstraction faite de huit cas pour lesquels il n'est pas fait mention de l'âge, quoique dans trois les individus soient désignés comme jeunes, voici comment sont répartis les sujets des 110 observations restantes :

De 14 à 20 ans...... 47 malades.
De 21 à 25 ans...... 34 malades.
De 26 à 30 ans...... 20 malades.
De 31 à 35 ans...... 7 malades.
De 36 à 40 ans...... 1 mal., âgé de 37 ans.

Enfin, nous trouvons un seul malade âgé de 60 ans, et ce cas, rapporté à la 24.e observation de l'ouvrage de MM. Petit et Serres, peut être regardé comme ayant offert quelques caractères douteux.

M. Louis, comprenant dans son analyse les 88 cas d'affection typhoïde qui se terminèrent par la guérisou, et dont 4 seulement sont rapportés en détail dans son ouvrage, est arrivé aux résultats suivans :

Parmi les individus qui succombèrent et qui étaient au nombre de 50,

14 avaient de 17 à 20 ans.
20 — de 20 à 25 ans.
11 — de 25 à 30 ans.
5 — de 30 à 39 ans;

ce qui donne, pour terme moyen, l'âge de 23 ans.

Parmi les individus qui guérirent et qui étaient au nombre de 88,

31 avaient de 15 ½ à 20 ans.
39 — de 20 à 25 ans.

13 — de 25 à 30 ans.
5 — de 30 à 39 ans;

ce qui donne, pour terme moyen, l'âge de 21 ans.

L'on peut voir par ces deux tableaux que les individus qui guérirent, et qui étaient âgés de moins de 25 ans, sont bien plus nombreux que ceux qui succombèrent dans les mêmes conditions d'âge : d'où M. Louis conclut que, si la jeunesse est une condition nécessaire du développement de la fièvre typhoïde, celle ci est d'autant moins redoutable que ceux qui l'éprouvent sont moins âgés. Je pense que cette assertion, pour être considérée comme une loi pathologique, demanderait à être vérifiée de nouveau et sur une plus grande échelle.

Je n'abandonnerai pas l'examen des opinions de M. Louis sans signaler une erreur évidente qui se trouve d'ailleurs dévoilée par ses propres faits. Il dit, en effet : *Aucun des individus au dessous de* 17 *ans (ils étaient six) n'a péri* [1]. Mais sa 38.e observation a pour sujet un garçon de 16 ans, et qui succomba le onzième jour de la maladie [2]. De même, dans l'observation 47.e, il s'agit d'une fille de 15 ans qui mourut le 50.e jour [3]. Je ne trouve aucune explica-

1 Ouvrage cité, tom. II, pag. 452.
2 *Ibidem*, tom. II, pag. 233.
3 *Ibidem*, tom. II, pag. 384.

tion à cette erreur, peu importante du reste, et que je n'aurais pas même indiquée, si depuis long temps M. Louis n'avait habitué le public médical à accepter ses opinions comme l'expression précise et rigoureuse de l'observation et de l'analyse ; si, enfin, ce n'était une occasion de prouver qu'un examen sévère peut trouver encore à reprendre dans les écrits les plus consciencieux.

Toujours est il que ces faits, d'accord avec un grand nombre d'autres que j'ai consultés, démontrent que la fièvre typhoïde est une maladie presque exclusivement propre à l'adolescence et à la première période de la virilité : c'est bien, en effet, dans ces deux phases de l'existence, que les influences qui seront bientôt examinées doivent avoir le plus de prise sur l'organisme.

3.° TEMPÉRAMENT ET CONSTITUTION.

J'éprouve quelques difficultés pour bien apprécier l'influence du tempérament sur la production de la fièvre typhoïde, car, dans les observations qui servent à mon analyse, tantôt se trouve indiquée la prédominance de tel ou tel tempérament, sans qu'il soit fait mention de la constitution ; tantôt, au contraire, celle ci est mentionnée sous le rapport de sa force et de sa faiblesse, et sans indication de l'idiosyncrasie qui l'accompagnait. Dans certains cas, se trouvent signalées certaines dispositions du caractère, telles que la sensibilité et la vivacité; il en est, enfin, qui ne présentent que des indications vagues relatives a la taille ou à l'embonpoint. Aussi, je n'ai pu réunir que 91 cas susceptibles d'une appréciation exacte.

Après les avoir compris en 17 groupes qui renferment autant de désignations distinctes, et que je ne rapporterai pas pour éviter des longueurs inutiles, je me suis aperçu que ces 91 malades ne pouvaient être considérés que sous le rapport de la force et de la faiblesse de leur constitution, abstraction faite du tempérament qui l'accompagnait; mais en rapportant, toutefois, les tempéramens désignés isolément à la catégorie qui semble le plus leur convenir : par suite de cette opération, j'ai pu comprendre ces 91 cas dans deux divisions principales.

1.re *Division.*

Constitution très forte, forte, assez forte, bonne et assez bonne. . . .	40 malades.
Tempérament sanguin.	2 malades.
Total.	42 malades.

2.e *Division.*

Constitution moyenne, médiocrement forte, ou faible.	36 malades.
Tempérament lymphatique	9 malades.
Tempérament lymphatique-bilieux .	3 malades.
Tempérament mélancolique . . .	1 malade.
Total.	49 malades.

Nous trouvons ainsi une prédisposition un peu plus marquée pour les individus doués d'une constitution faible. Mais cette différence pourrait bien n'être qu'un résultat fortuit; elle est d'ailleurs trop peu saillante pour nous arrêter davantage, alors surtout que les médecins qui ont observé un grand nombre de fois la fièvre typhoïde reconnaissent qu'elle sévit à peu près dans la même proportion sur les individus doués de tempéramens divers, sur les sujets forts et robustes, ou paraissant tels du moins, comme sur ceux qui sont faibles et épuisés, en présentant toutefois plus de gravité chez ces derniers.

4.° État habituel de la santé, maladies antérieures.

5.° Impressions morales.

J'ai réuni à dessein ces deux ordres de prédispositions, qui sembleraient, au premier abord, devoir exercer une grande influence sur la production de la fièvre typhoïde, et qui ne se trouvent pourtant signalées que dans un petit nombre de cas.

15 malades seulement avaient leur santé plus ou moins altérée par des maladies antérieures dont ils n'étaient pas complètement rétablis, ou par des dispositions maladives qui leur étaient habituelles, telles que des catarrhes, des maux de gorge, des diarrhées et autres affections du bas ventre.

Ce n'est que chez 6 malades que j'ai pu noter l'influence des impressions morales; dans tous les cas, il s'agissait d'inquiétudes profondes ou de chagrins domestiques.

Je n'insisterai pas sur ces circonstances, dont l'influence ne se ferait sentir, d'après les 118 cas analysés, qu'une fois sur six, à peu près. Je ferai cependant remarquer que beaucoup de malades ne pouvant donner des renseignemens sur leur état antérieur au moment où ils sont portés dans les hôpitaux, ce résultat ne peut être considéré comme absolument vrai.

6.° Profession.

J'ai partagé en deux séries 94 malades, dans les observations desquels il est fait mention de la profession.

La première série comprend les malades qui avaient

des professions pénibles, fatigantes, et s'exerçant en plein air, telles que celles de maçon, charpentier, porteur d'eau, commissionnaire, charretier, manouvrier, etc. Elle m'a offert un total de 58 individus.

La seconde série comprend les malades exerçant une profession sédentaire et n'exigeant pas un grand développement de forces musculaires, telles que celles de menuisier, tailleur, chapelier, tisserand, domestique, etc. Elle ne m'a fourni que 36 individus.

Ainsi, l'on voit que les ouvriers ayant un métier pénible, et qui les expose en même temps aux vicissitudes de la température, sont, dans une proportion bien notable, plus exposés à contracter la fièvre typhoïde, que ceux qui se trouvent dans des conditions opposées. Toutefois, l'on pourrait ici faire la même remarque que pour le sexe, et se demander si cette différence est réelle, ou bien si elle n'existe que parce que les ouvriers de la première série se trouvent plus nombreux. Manquant de documens [illegible] à cet égard, je me contente de signaler les résultats fournis par les faits analysés, sans les commenter plus longuement.

J'arrive à des considérations bien plus importantes que celles qui ont fait jusqu'ici l'objet de mon examen, puisqu'elles se rapportent à l'étude d'influences hygiéniques qui, selon moi, jouent le rôle principal dans la production de la fièvre typhoïde.

7.° Changement d'habitudes, alimentation et manière de vivre.

Les faits qui servent de base à ce travail ayant été recueillis dans les divers hôpitaux de Paris, les prédispositions mentionnées se trouvent comprises et résumées dans le séjour plus ou moins récent dans cette ville; et voici, sous ce rapport, de quelle manière viennent se ranger les sujets de 100 observations.

Séjour à Paris.	Depuis 15 jours à 3 mois. .	23 mal.	70 malades.
	Depuis 4, 5 et 6 mois. . .	21 mal.	
	Depuis 7, 8 et 9 mois. . .	14 mal.	
	Depuis 10, 11 mois et un an.	12 mal.	
	Depuis 13 mois à 2 ans. . .	18 mal.	30 malades.
	Depuis 25 mois à 3 ans. . .	4 mal.	
	Depuis 4 et 5 ans. . . .	4 mal.	
	Depuis 8 et 9 ans. . . .	2 mal.	
	Nés à Paris.	2 mal.	

[1] Parmi ceux là se trouvait un garçon de bureau, à Paris depuis six semaines, et qui s'y était rendu pour la troisième fois, mais avec répugnance et forcément, parce que dans ses deux premiers séjours il avait été constamment indisposé.

Il est aisé de voir, par le tableau qui précède, que la fréquence de la fièvre typhoide est directement en rapport avec le séjour récent dans Paris, puisque les individus qui l'habitaient depuis quinze jours à un an, ont été atteints de cette affection dans la proportion de sept sur dix ; tandis que nous n'en trouvons plus que les trois dixièmes parmi ceux qui y avaient fait une habitation plus prolongée, et que, même parmi ces derniers, ceux qui y étaient nés ou qui l'habitaient depuis plus de deux ans, et qui par conséquent avaient subi une sorte d'acclimatement, ne figurent que pour un peu plus d'un dixième.

Cette particularité avait déjà été signalée dès l'année 1811 lorsque MM. Petit et Serres commencèrent à étudier avec attention la maladie qui nous occupe; et depuis elle a été confirmée par l'observation journalière dans les hôpitaux. Examinons donc les conditions dans lesquelles se trouvent les nouveaux venus dans la capitale.

Nous savons déjà que la fièvre typhoïde sévit principalement sur la classe ouvrière, et plus particulièrement encore sur les individus de cette classe qui exercent un métier pénible. Or, ces individus, pour le plus grand nombre, viennent des départemens, et très souvent des localités rurales où ils avaient toujours vécu. Jusqu'à leur changement de condition, ils avaient respiré un air pur et vivifiant, et ils se trouvent tout à coup au milieu d'une immense cité, dans laquelle l'entassement et l'élévation des habitations, l'aggloméation des individus, l'humidité presque constante des rues et de l'atmosphère, doivent enlever au fluide respiratoire les propriétés qui sont si nécessaires à l'entretien des forces vitales et au développement progressif de l'organisation. Jusqu'ici, ces mêmes hommes s'étaient livrés à un travail peu pénible et qui suffisait à leurs besoins; mais aujourd'hui, pour satisfaire des exigences étrangères ou des besoins qui leur sont particuliers, et qui se sont accrus par le seul fait de leur habitation dans une grande ville, ce travail devra être plus assidu, plus prolongé; il excédera souvent leurs forces · et quels sont les moyens qu'ils ont pour les soutenir et les réparer?

Les ouvriers sont ordinairement logés par chambrées, dans des soupentes ou des mansardes nullement ou imparfaitement éclairées et aérées. C'est là que, réunis au nombre de cinq, six, et quelquefois davantage, ils viennent prendre le repos de la nuit. Le jour venu, les uns se dispersent dans les ateliers, où ils respirent souvent un air aussi impur que celui au milieu duquel ils ont passé la nuit; d'autres, suivant leur genre d'industrie, se rendent dans les rues ou sur les chantiers. Ces derniers, mal vêtus pour la plupart, sont exposés aux vicissitudes si fréquentes de la température, et l'action perspiratoire de la peau se trouve chez eux empêchée ou supprimée.

Quant à la nourriture, alors même qu'elle serait abondante et saine, il suffirait peut être que, par sa nature et son mode de préparation, elle ne fût plus celle à laquelle ils avaient été habitués dès l'enfance, pour qu'elle déterminât quelques changemens notables dans leur santé. Mais il est infiniment rare que l'alimentation des ouvriers, de ceux surtout qui ont été placés dans la première catégorie, présente ces conditions, même pour les plus aisés d'entre eux. Ils prennent leur repas dans des maisons qui leur sont spécialement destinées, et où on leur sert, à bas prix, des légumes grossiers, ou des viandes plus ou moins avariées provenant de ce qu'on appelle la basse boucherie, ou des restes des grandes maisons bourgeoises. Notons encore que ces hommes, en général, sont obligés de renoncer à l'usage du vin, ou qu'ils ne s'en procurent que d'une qualité extrêmement mauvaise et nuisible. Que sera ce maintenant s'ils viennent à être privés de leurs ressources par le travail mal rétribué, ou par le manque de travail, par l'entretien d'une famille, par la paresse, le mauvais vouloir et les vices de toutes sortes · circonstances qui se rencontrent fréquemment parmi les individus de la classe ouvrière ? Ils passeront successivement par tous les degrés de la gêne, du besoin, de la misère; et il faut avoir observé dans les hôpitaux de Paris pour se faire une juste idée des privations inouïes que leur imposent ces diverses transitions.

Ajoutons, enfin, que les ouvriers sont généralement dans l'habitude de se livrer, à certains jours de la semaine, à des écarts de régime et des excès de boisson, qui peuvent bien leur procurer une énergie factice et momentanée, mais dont le résultat définitif et inévitable est de débiliter graduellement leur économie. et nous concevrons aisément que de semblables conditions isolées, ou réunies comme elles le sont souvent, ne fournissant à l'hématose et à la nutrition que des matériaux insuffisans ou altérés, ces deux importantes fonctions ne s'exécutent que d'une manière incomplète ou vicieuse; et pour le dire par anticipation, nous concevrons aussi que ces altérations primitives viennent, en second lieu, retentir sur une portion du canal digestif, et y produire des lésions qui seront appréciées plus tard.

Les étudians, et les élèves en médecine surtout, paient aussi leur tribut au changement d'habitudes. S'ils sont mieux logés et mieux vêtus que les ouvriers, peu fortunés pour la plupart, ils ne se trouvent pas dans de meilleures conditions sous le rapport de la nourriture. Le plus grand nombre d'entre eux est obligé de renoncer à l'usage du vin, et il en est peu qui, par l'usage exclusif de l'eau à leur repas, n'éprou vent d'abord quelque dérangement dans leur santé. Cette privation et l'influence d'une alimentation nouvelle sont d'autant plus sensibles chez ces jeunes gens, qu'ils viennent de quitter leur famille, au sein de laquelle les premiers besoins de la vie étaient suffisamment et convenablement satisfaits.

La fréquentation des hôpitaux, le séjour prolongé dans des salles de dissection, le travail auquel ils se livrent généralement avec ardeur, alors même qu'ils ne sont pas stimulés par le désir de mettre un terme aux sacrifices exigés par leur éducation, car il est vrai de dire que l'étude de notre art n'est pas de celles que l'on embrasse et que l'on poursuit avec indifférence et tiédeur, voilà encore de bien puissantes causes de fièvre typhoide. Aussi cette maladie fait elle annuellement de nombreuses victimes parmi les jeunes gens qui se rendent à Paris pour y commencer ou y continuer leurs études médicales. Nous avons eu, pour notre part, la triste expérience de cette vérité, car, sur quinze élèves qui quittâmes l'école de Toulouse pour nous rendre à Paris, au commencement de l'année scolaire 1826 1827, trois avaient déjà succombé à cette terrible affection, avant la fin de l'année 1828; et il est bon de noter que, pour ces infortunés camarades, il n'existait pas d'autres causes que celles que j'ai déjà signalées, car ils menaient une conduite régulière, et l'un d'eux se faisait surtout remarquer parmi nous, par les pratiques d'une piété bien entendue.

Au commencement de 1829, je logeais alors dans un quartier sain et bien aéré, avec un de mes amis qui exerce aujourd'hui avec distinction dans une localité voisine de celle que j'habite[1]. On nous adressa un de nos anciens camarades, moins avancé que nous dans ses études, et qui nous fut spécialement recommandé. Ce jeune homme, d'un tempérament bilieux, mais fortement constitué; d'un caractère habituellement enjoué, ne tarda pas à devenir morose et abattu. Il avait de temps en temps de la diarrhée, qui devait être attribuée à l'usage de l'eau, et sans doute aussi à notre alimentation, que nous lui avions fait partager, et qui, quoique peu saine, n'avait pas eu de prise sur nous, en raison peut être de l'habitude contractée, et de nos constitutions mieux disposées. Après trois mois de séjour à Paris, pendant lesquels la santé de ce malheureux fut plus ou moins dérangée, pendant lesquels aussi il s'abstint, d'après nos conseils, de la fréquentation des hôpitaux et des amphithéâtres, il se manifesta une violente céphalalgie qui signala l'invasion de la fièvre typhoïde la mieux caractérisée que j'aie jamais observée, et qui, malgré les soins de

[1] M. Vivent, docteur médecin à Beaumout-de-Lomagne.

deux praticiens des plus recommandables (MM. Andral et Double), se termina d'une manière funeste, après vingt huit jours de souffrances.

Nous apprîmes, plus tard, que cet infortuné s'était rendu à Paris sous le coup d'impressions morales tristes ; déjà quelques mots que nous avions regardés d'abord comme l'expression du délire, et qui n'étaient que de véritables plaintes et des confidences amicales, nous avaient fait soupçonner des chagrins dont l'existence réelle ne tarda pas à nous être démontrée. Ainsi, les influences qui avaient donné naissance à cette maladie mortelle, nous parurent des plus évidentes. J'aurai, plus tard, l'occasion de revenir sur quelques autres circonstances de ce fait.

Il faut que ces causes déterminent une bien profonde perturbation dans tout l'organisme, car dès qu'il s'est laissé dominer par elles, dès qu'elles ont produit leur effet, ce n'est que rarement qu'il réagit et triomphe des atteintes qu'elles lui ont porté; encore faut il pour cela que les secours bien entendus de l'art viennent à son aide. On pourrait peut être établir, à cet égard, que la mortalité dans la fièvre typhoïde est en raison directe de l'intensité des causes qui l'ont produite; et comme nous les avons vues agissant dans toute leur force et leur étendue chez les ouvriers et les étudians en médecine, c'est surtout chez eux que la maladie doit être le plus fréquemment mortelle.

C'est là, je crois, ce qu'il serait aisé de démontrer; mais, manquant de documens certains pour ce qui regarde la mortalité des individus de la classe ouvrière, je me contenterai de dire que, pendant un séjour de six ans à Paris, j'ai vu dix ou douze étudians, avec lesquels j'étais en rapport plus ou moins intime, atteints de la fièvre typhoïde, et que chez tous elle s'est terminée par la mort.

Il ne faudrait pas conclure de tout ce qui précède que l'affection typhoïde est une maladie exclusivement propre au climat de Paris : il est bien vrai qu'elle y est très fréquente, surtout chez les individus qui y séjournent depuis peu de temps. Mais pourquoi cela? nous le savons déjà : c'est que les influences prédisposantes s'y trouvent réunies au plus haut degré. Ces conditions, que je regarde comme presque indispensables au développement de la maladie, se rencontrant encore assez ordinairement dans les grandes villes, et devenant plus rares dans les petites localités, on peut admettre que la fréquence de la fièvre typhoïde doit être progressivement moindre, suivant ces circonstances. Toutefois, je me hâte de déclarer que ma position médicale ne m'a pas mis à même de vérifier cette assertion, du moins pour ce qui concerne la fréquence de cette affection dans les cités populeuses; mais exerçant dans une petite ville et à la campagne, je puis affirmer qu'après cinq ans d'une pratique assez éten due, je n'ai observé que 4 cas de fièvre typhoïde bien caractérisée[1]. Ce n'est pas que je n'aie rencontré bien plus fréquemment cet appareil formidable de symptômes adynamiques et ataxiques qui viennent compliquer les maladies aiguës ou chroniques, et qui ne suffisent pas, selon moi, pour constituer la maladie qui nous occupe. Au reste, les développemens que comporte cette remarque ne sauraient trouver leur place ici : il en sera question plus tard.

Pour compléter ce qui est relatif à l'étiologie de la fièvre typhoïde, il me reste à exposer le peu de données que j'ai pu recueillir sur ses causes occasionelles.

8.° Causes occasionelles.

Sur les 118 cas de fièvre typhoïde qui ont servi à mes recherches, ces causes n'ont été signalées que quatorze fois. Dans 11 cas, c'était un travail forcé

[1] Depuis l'époque à laquelle ce Mémoire dut être remis pour le concours, j'ai observé 3 nouveaux cas de fièvre typhoïde. Chez ces 3 malades, dont 2 guérirent, l'affection fut occasionée par l'impression du froid humide sur tout le corps, ou seulement sur les jambes, et les symptômes caractéristiques succédèrent à ceux qui, pendant quelques jours, avaient semblé n'annoncer qu'une courbature.

J'ajouterai un autre fait à cette note, que je ne place ici que dans la conviction où je suis qu'il ne faut négliger aucune des circonstances capables d'éclairer l'étiologie de la fièvre typhoïde.

Les journaux ont rapporté que le professeur Dugés avait succombé à une fièvre typhoïde. M. Chrestien, dans la no-

excessif et inaccoutumé, ou une marche forcée au soleil, qui précédèrent de quelques jours l'invasion de la maladie. Parmi ces malades, j'ai remarqué une fille qui, pressée de se rendre à Paris, fit à pied soixante dix lieues dans six jours, et chez laquelle la maladie ne se déclara pourtant que deux mois après; en sorte qu'on ne peut guère regarder cette circonstance comme déterminante. Dans les trois cas restans, l'action d'une pluie froide pendant la marche, l'ingestion d'une grande quantité d'eau dans l'estomac après un exercice fatigant, enfin, une violence extérieure sur le ventre, ont pu être regardées comme causes occasionelles. Dans le dernier cas, la maladie ne se déclara que long temps après la cause indiquée, et elle était compliquée de péritonite chronique.

Dans le but de confirmer ce que j'ai dit au commencement de ce chapitre, je ferai remarquer que ces circonstances déterminantes n'ont jamais existé indépendamment du séjour récent à Paris, et que, dans trois observations, elles ont coexisté avec des chagrins

tice nécrologique qu'il a publiée, ne se prononce pas sur la nature de la maladie qui a privé l'école de Montpellier d'une de ses plus belles illustrations, il dit seulement, *qu'à l'issue d'une visite à un hôpital, il* (Dugés) *prit une courbature qu'il jugea d'abord de peu d'importance*, et plus loin, *que sa maladie n'avait pas tardé à altérer sa raison, à bouleverser tout son être.*

profonds ou des dispositions maladives habituelles. Ainsi, je n'insisterai pas sur leur degré de valeur, car je crois avoir suffisamment démontré que la fièvre typhoïde, comme beaucoup d'autres maladies, n'a nullement besoin de causes déterminantes pour se développer ; qu'il lui suffit des causes prédisposantes, qui, en dernière analyse, ne sont que des causes occasionelles agissant lentement, s'il est permis de confondre ainsi les expressions consacrées par le langage de l'école. Je crois, cependant, devoir consigner ici une observation de fièvre typhoïde dans laquelle la cause occasionelle, bien que surajoutée à des causes prédisposantes évidentes, parut moins douteuse que dans les cas précités. C'est encore un étudiant en médecine qui en est le sujet.

Ce jeune homme, né dans un département du Nord, était doué d'une forte constitution, et avait joui d'une brillante santé depuis trois ans qu'il habitait Paris. Dpuis le 1.er Janvier 1830, il était attaché, en qualité d'élève externe, à l'hôpital des Vénériens. Logé dans l'établissement, il partageait la nourriture accordée par les réglemens au plus ancien des externes, chargé de tenir le registre des consultations. Cette nourriture, quoique constamment la même, se composait, du moins, d'alimens aussi sains que ceux dont on use dans les meilleures maisons bourgeoises; en sorte que l'influence de l'alimentation n'eut aucune part au développement de la maladie.

Depuis six mois, cet élève se livrait à l'étude avec une ardeur extrême; tout le temps de la journée dont il pouvait disposer après son service, ainsi qu'une bonne partie de ses nuits, étaient consacrés sans relâche au travail que nécessitait de plus en plus l'approche du concours pour l'internat. Dans les premiers jours de Novembre, l'époque de cette lutte étant arrivée, il eut le bonheur de sortir de ses épreuves avec quelques chances de réussite, et il put se relâcher un peu de ses études, jusqu'alors si opiniâtres. Mais, comme pour s'en délasser et leur faire en quelque sorte diversion, il se mit à préparer des pièces anatomiques et un squelette, qu'il tenait à posséder. A peine ces préparations, qui le retinrent pendant trois jours presque entiers dans un amphithéâtre étroit, furent elles terminées, que ce laborieux et imprudent jeune homme ressentit du malaise, de la prostration et de la céphalalgie, dérangemens auxquels il n'accorda pas d'abord une sérieuse attention; mais leur accroissement le força bientôt à s'aliter; bientôt aussi ils furent suivis de tous les symptômes de la fièvre typhoïde, qui le conduisit au tombeau après vingt deux jours de maladie.

Le travail et les veilles prolongées avaient indubitablement affaibli la constitution de ce jeune homme; mais, sans doute aussi, que sa constitution, si bien disposée d'ailleurs, n'avait besoin que de la non persis tance de ces causes pour recouvrer son énergie; tandis qu'au contraire, des influences de même nature, et plus puissantes peut être encore, viennent se joindre aux premières pour mettre l'organisme dans l'impossibilité de lutter avantageusement contre elles, et pour lui porter une atteinte mortelle.

CHAPITRE TROISIÈME.

SYMPTOMATOLOGIE.

§ I.er

DESCRIPTION GÉNÉRALE DES SYMPTÔMES.

La fièvre typhoïde ne débute jamais d'une manière subite : des lassitudes, de l'abattement, un malaise général, de l'inappétence, une céphalalgie plus ou moins vive, une sensibilité plus marquée au froid, des frissons irréguliers, du dévoiement, tels sont les prodromes dont on peut le plus ordinairement constater l'existence. Après une durée variable, mais qui ne se prolonge guère au delà de huit ou dix jours, ces dérangemens fonctionnels acquièrent plus d'intensité, et les malades sont obligés de s'aliter. Le décubitus a lieu le plus souvent sur le dos; le corps reste immobile, les yeux sont ternes, le regard étonné, la figure triste, abattue, décolorée, et quelquefois livide au pourtour des lèvres et des ailes du nez ; la peau sèche et aride.

Les fonctions intellectuelles sont dans un état d'en gourdissement, on dirait que leur exercice répugne aux malades, car ils sont indifférens à tout ce qui les entoure, et il faut les presser vivement, ou même les retirer de l'état de somnolence dans lequel ils ont une tendance souvent invincible à retomber, pour obtenir d'eux quelques renseignemens. Lorsque cepen dant on est parvenu à fixer leur attention, leurs ré ponses sont justes, au moins dans les premiers jours de la maladie, mais toujours lentes et brèves.

Il est rare que les malades se plaignent spontané ment : ce n'est que d'après les questions qui leur sont adressées qu'ils accusent des douleurs de tête ou des douleurs contusives dans les membres, et toujours un grand sentiment de faiblesse. Ceux qui sont plongés dans l'assoupissement se plaignent de ne pas dormir, parce que ce sommeil est troublé par des rêves fati gans auxquels ils cherchent en vain à se soustraire.

Dans quelques cas, on n'observe qu'une fièvre mo dérée pendant le jour ; mais vers le soir, il survient une augmentation graduelle de la chaleur, le plus souvent non précédée de frissons, et ces exacerbations s'accompagnent de rougeur de la face et de délire. Dans d'autres circonstances, le pouls est fréquent, mais habituellement faible et dépressible, quelquefois même irrégulier et intermittent.

Le délire est susceptible de nombreuses variations : tantôt il se manifeste dès le début de l'affection, tantôt il succède à la somnolence, souvent il n'a lieu que la nuit ; dans d'autres cas, il est continu. Léger ou violent et furieux, il peut durer pendant long temps, et persister même jusqu'à la terminaison fatale, si elle doit avoir lieu, en alternant toutefois avec la somnolence. Souvent il existe des bourdonnemens d'oreille et une dureté plus ou moins prononcée de l'ouie ; souvent aussi les objets ne sont aperçus que d'une manière confuse. Des soubresauts des tendons et d'autres mouvemens spasmodiques s'observent aussi quelquefois dans les six ou huit premiers jours de l'affection, quoique leur existence soit bien plus fréquente à une époque plus éloignée du début.

Pendant que les symptômes que je viens d'énumérer se manifestent ensemble ou successivement, les désordres des fonctions digestives se prononcent de plus en plus. Si dans les deux trois ou premiers jours de la maladie on a exploré l'abdomen, on l'a trouvé souple et indolent dans toutes ses parties. Cependant, si l'on a apporté un soin particulier à cette exploration, on a pu s'apercevoir dans quelques cas que, même à cette époque peu avancée, la pression dans la fosse iliaque droite déterminait une douleur obtuse et une sorte de gargouillement résultant du mélange des gaz avec des matières liquides. Dès le cinquième jour, ordinairement, il est bien plus facile de constater l'existence de ce symptôme, car, à la suite d'une pression même légère, les malades témoignent qu'ils ressentent cette douleur locale, soit par leurs plaintes, soit par la rétraction de leurs traits, qui prennent une expression de souffrance. Il est rare qu'il y ait en même temps des douleurs à l'épigastre et dans toute l'étendue de l'abdomen. La diarrhée devient de plus en plus abondante, et s'accompagne d'un ballonnement plus ou moins considérable du ventre. Les matières rendues sont bilieuses ou séreuses, d'un jaune verdâtre, quelquefois noirâtres ou sanguinolentes, et toujours d'une extrême fétidité. Quand le délire est continu et présente une certaine intensité, il arrive assez communément que les selles ont lieu sans la participation de la volonté, et sans que les malades demandent à être changés de linge. On observe aussi quelquefois des nausées fréquentes et des vomissemens de matière verdâtre.

Dans les premiers jours de la maladie, la langue peut bien ne pas présenter des caractères bien tranchés. Quelquefois elle est recouverte d'un enduit blanchâtre ou jaune plus ou moins épais, ou bien elle présente une légère rougeur à sa pointe et sur ses bords, d'autres fois elle paraît dans son état naturel. Mais à mesure que la maladie fait des progrès et que la prostration se prononce davantage, la langue présente des changemens bien notables Elle devient épaisse, arrondie, sèche, rugueuse, brunâtre, encroûtée et fendillée; quelquefois elle se recouvre de plaques pultacées. Si les malades peuvent la montrer, on s'aperçoit qu'elle est tremblottante, et que souvent ils oublient de la rentrer dans la bouche; circonstances qui ont été notées depuis long temps comme d'un fâcheux augure pour le pronostic. Dans d'autres cas, son dessèchement est tel, qu'elle demeure comme collée au palais et retenue par les arcades dentaires. *Et lingua globosa ponè dentes subsistit tremula* [1]. Ces expressions, d'une langue plus riche que la nôtre, me paraissent bien dépeindre cet état particulier de la langue. A tous ces phénomènes il se joint assez souvent une fétidité plus ou moins prononcée de l'haleine.

Presque tous les malades ont une toux sèche plus ou moins incommode. Ce symptôme se manifeste ordinairement dès les premiers jours de la maladie; et l'auscultation démontre que le principe morbifique, quel qu'il soit, ne s'est pas borné à l'encéphale et aux organes digestifs, car, dans la grande majorité des cas, elle fait entendre un râle sonore universel, ou bien du râle muqueux et sibilant qui annoncent bien un état maladif des poumons.

[1] Roederer et Wagler, ouvrage cité, pag. 129.

Ce n'est guère que vers le dix septième jour qu'il survient sur diverses parties du corps des pétéchies plus ou moins nombreuses, plus ou moins rapprochées. Cette éruption occupe le plus ordinairement l'abdomen, la poitrine et le cou; on l'observe cependant quelquefois sur les membres et à la partie postérieure du tronc. Ces pétéchies, ou taches roses, lenticulaires, comme on les a appelées dans ces derniers temps, mettent deux ou trois jours à se développer complètement, et elles disparaissent aussi d'une manière graduelle; leur persistance n'a rien de fixe. On observe aussi assez souvent sur diverses parties du corps, des vésicules blanchâtres, transparentes, auxquelles on a donné le nom de sudamina.

Il faut noter ici l'extrême facilité avec laquelle la peau se recouvre d'escharres gangreneuses; ainsi, du quinzième au vingtième jour, quelquefois plus tôt, rarement plus tard, les tégumens du sacrum rougissent et se gangrènent; il en arrive de même à ceux des régions trochantériennes, si, pour éviter les progrès de la première mortification, on soutient les malades couchés sur le côté. Si l'on a appliqué des vésicatoires, même à une époque peu éloignée du début, leurs plaies ne tardent pas à se recouvrir d'une exsudation couenneuse plus ou moins épaisse, souvent aussi de véritables escharres qui envahissent la peau bien au-delà des limites de la plaie, et dont la chute laisse des ulcères d'une étendue variable, mais présentant toujours un aspect chancreux. On conçoit combien ces ulcérations gangreneuses, soit par les douleurs qu'elles occasionent, soit par la suppuration abondante qu'elles fournissent, doivent contribuer à augmenter l'affaiblissement, et à mettre en danger les jours des malades.

Lorsque la fièvre typhoïde doit se terminer d'une manière funeste, les symptômes acquièrent successivement plus d'intensité; et à une époque variable, mais, le plus souvent, du douzième au quarantième jour, la mort arrive, tantôt au milieu de l'agitation et du délire, tantôt comme la conséquence de l'épuisement complet des forces : les malades conservent leur connaissance, qu'ils ne perdent que quelques instans avant d'expirer. Cet état qui précède la mort me semble avoir été décrit d'une manière bien vraie et bien frappante, quoique en peu de mots, par les auteurs que j'ai déjà cités. « *Situ supino æger confectus decumbit, attractis genubus, rictu hiante, oculis apertis, torvis immobilibus*[1]. »

Dans d'autres circonstances, cette terminaison survient d'une manière imprévue, et alors elle est occasionée par quelque lésion secondaire, par la rup-

[1] Roederer et Wagler, ouvrage cité, pag. 131.

ture d'une artère dans le fond d'une ulcération, par exemple, ou par la perforation de l'intestin.

Si, au contraire, l'affection typhoïde doit se terminer par le retour à la santé, on observe à une époque, qui peut varier beaucoup, la diminution progressive des symptômes les plus graves, tels que l'assoupissement, le délire, le météorisme et la diarrhée. Les traits de la face prennent plus d'expression; les malades dirigent leurs regards sur les objets; ils se mettent en rapport avec ceux qui les entourent, et répondent plus promptement et plus longuement aux questions qu'on leur adresse. La langue se dépouille de l'enduit brunâtre et fuligineux qui la recouvrait, elle s'humecte, et bientôt le désir des alimens se fait sentir. Il y a même quelquefois un appétit vif; et, quoiqu'il ne faille pas se hâter de le satisfaire, cette circonstance n'en est pas moins un indice d'un rétablissement solide. La chaleur et la sécheresse de la peau diminuent également, et la fièvre ne se montre plus que vers le soir, et à un degré moindre de jour en jour. Enfin, toutes les fonctions reprennent insensiblement leur état normal.

Cependant la convalescence est généralement longue : il existe rarement entre elle et la maladie une ligne de démarcation bien tranchée, en sorte que le rétablissement ne se fait que d'une manière lente, successive et peu décidée, même quand il n'est pas entravé dans sa marche par des erreurs de régime, par l'impression du froid humide, ou par la suppuration quelquefois intarissable des vésicatoires. L'on voit des malades qui restent amaigris et faibles pendant un temps fort long; d'autres conservent de la fièvre, du dévoiement, ou des sueurs nocturnes abondantes, malgré qu'ils observent les plus grands ménagemens et qu'ils s'entourent des plus minutieuses précautions. Comme on le conçoit, au reste, facilement, la prolongation de la convalescence doit toujours être en rapport avec la gravité et la durée de la maladie.

Lorsque l'amélioration commençait à se déclarer, MM. Petit et Serres ont remarqué que les urines devenaient plus abondantes et déposaient un sédiment grisâtre et pulvérulent, que la peau devenait halitueuse, et se couvrait d'une sueur chaude, abondante; et c'est là ce qui a engagé ces observateurs à considérer ces phénomènes comme critiques.

Tel est le tableau des symptômes de l'affection typhoïde : j'ai dû me contenter de l'esquisser à grands traits, et sans tenir compte des variétés, des nuances qu'ils peuvent présenter, de la prédominance que les uns peuvent acquérir sur les autres; prédominance par suite de laquelle la physionomie de la maladie se trouve masquée, en quelque sorte, au point qu'on pourrait la prendre pour une fièvre inflammatoire, adynamique ou ataxique, etc. Il me reste maintenant à étudier ces symptômes, en les rapportant aux diverses fonctions de l'économie, et cette étude aura surtout pour but de signaler ce qu'ils ont de caractéristique dans la maladie qui nous occupe, soit qu'ils lui appartiennent presque exclusivement, soit qu'ils lui soient communs avec d'autres affections.

Je crois devoir indiquer ici que mes recherches, pour ce qui concerne les symptômes, n'ont été faites que sur 100 malades, dont les observations complètes m'ont paru susceptibles d'une appréciation rigoureuse et exacte. Sur ces 100 malades, 68 succombèrent et 32 guérirent. Chez 21 de ces derniers la maladie fut grave; elle fut légère chez les 11 restans.

§ II.

SYMPTÔMES RELATIFS AUX FONCTIONS DE RELATION.

1.° *Habitude extérieure.*

Il est, sans doute, un bon nombre de maladies dans lesquelles l'habitude extérieure présente des déviations de son état normal; mais dans aucune autre, le typhus excepté, elles ne sont aussi prononcées que dans la fièvre typhoide. Et pour commencer par celles qui frappent d'abord l'observateur, dans quelle autre affection a t il à signaler cette attitude immobile, cette prostration extrême, cette indifférence, ce regard terne ou hagard, ces narines dilatées et pulvérulentes, cette physionomie portant l'empreinte de l'affaissement le plus marqué, ou de la stupeur la plus profonde? Il est évident que ces symptômes, qui sont déjà appréciables dès les premiers jours de la maladie, sont des indices de la violente perturbation qu'a subie l'organisme entier.

2.° *État de la peau.*

(Pétéchies. — Sudamina. — Escharres. Ulcérations des vésicatoires).

La sécheresse de la peau, la facilité avec laquelle elle se gangrène dans les endroits où elle est comprimée, l'éruption de pétéchies et de sudamina, voilà encore des phénomènes dont aucun n'appartient exclusivement à la fièvre typhoide, mais qui, cependant, offrent quelque chose de distinct et de caractéristique dans cette maladie. Ainsi, la peau que l'on peut bien trouver sèche et aride dans une infinité d'autres cas pathologiques, présente une aridité particulière dans la maladie qui fait l'objet de mes recherches; elle donne au toucher une sensation difficile à décrire, et qui se rapproche beaucoup de celle que donnerait un vieux parchemin.

Quant aux pétéchies, M. Louis ne les a observées que sur un peu moins du quart des individus atteints de maladies diverses, tandis que sur 57 malades dont l'affection typhoïde fut grave, mais se termina par la guérison, cette éruption a existé chez 54, et encore même, des 3 restans, 2 étaient entrés à l'hôpital à une époque où elle pouvait avoir disparu. Chez les malades de M. Louis qui succombèrent, et dans 64 autres observations que j'ai consultées, l'éruption pétéchiale n'a pas été signalée dans des proportions tout à fait aussi considérables, parce que, sans aucun doute, elle pouvait avoir déjà disparu chez plusieurs d'entre eux au moment où ils étaient soumis à l'observation; mais toujours est il que de l'existence de ce symptôme dans les cas légers comme dans les cas graves, de sa fréquence comparée à sa rareté dans les autres maladies aigues fébriles, on peut conclure qu'il présente ici quelque chose de particulier et de spécifique en quelque sorte.

Lès sudamina s'observent à peu près chez les deux tiers des malades atteints d'affection typhoïde, tandis qu'on ne les rencontre que bien rarement dans d'autres maladies. Ces vésicules, comme leur nom semblerait l'indiquer, ne se trouvent pas en rapport avec l'abondance des sueurs; elles peuvent même se manifester sans que celles ci existent, et réciproquement. M. Louis attribue les sudamina à un état maladif de la peau, non apprécié jusqu'ici; et, sous ce rapport, il leur accorderait une grande importance dans l'histoire de l'affection typhoïde. Je ne saurais partager cette manière de voir, car, avant l'année 1832, j'ai eu occasion de constater trois ou quatre fois cette éruption sur des malades atteints de pleurésie ou de rhumatisme chroniques; et, depuis cette époque, je l'ai observée un plus grand nombre de fois dans des maladies chroniques également, et surtout dans la dernière période de la phthisie tuberculeuse; en sorte que je serais porté à considérer les sudamina comme le résultat de l'atonie générale du système tégumentaire, ainsi que de la sécheresse et de la non perméabilité de l'épiderme. On ne saurait, au reste, accorder à cette éruption vésiculaire la valeur et l'importance qu'ont les pétéchies: celles ci ressemblent tellement aux taches scorbutiques, qu'il faut nécessairement les rapporter à une altération du sang; tandis que, selon moi, les sudamina n'auraient qu'une importance relative aux conditions que j'ai indiquées, et dont ils me semblent la conséquence. Ces idées, qui étaient pour moi le résultat d'observations nombreuses, m'engagèrent à énoncer, dans ma dissertation inaugurale, la proposition suivante, par laquelle je terminerai ce que j'ai à dire sur les sudamina.

« L'éruption de sudamina n'est pas un signe carac
» téristique de la fièvre typhoide. Je l'ai observée

» trois ou quatre fois chez des individus affectés de » pleurésie chronique ou de rhumatisme articulaire. » Cette éruption, qui cependant se montre assez fré » quemment dans la première affection, et qui peut » se reproduire plusieurs fois pendant sa durée, ne » paraît pas avoir une influence bien appréciable sur la » maladie; elle ne peut pas servir à faire présager son » issue heureuse ou funeste. »

Relativement aux escharres du sacrum et des régions trochantériennes, c'est un fait généralement avoué qu'on ne les observe qu'exceptionnellement pendant le cours d'une maladie aiguë, quelle qu'elle soit; elles ne se manifestent que lorsque cette affection est passée à l'état chronique, ou qu'elle s'est prolongée pendant long temps à l'état aigu. Il en est de même de ces exsudations plastiques dont se recouvrent les plaies des vésicatoires, et des ulcérations chancreuses qui leur succèdent; on ne les observe, dans les autres maladies, que lorsque la suppuration de ces exutoires a été en tretenue pendant long temps, ou qu'il existe des dis positions individuelles particulières; tandis que, dans dans la fièvre typhoïde, lorsqu'elle est grave du moins, car, si elle est légère, les vésicatoires peuvent ne rien offrir d'extraordinaire, ces exsudations se manifestent le plus souvent du dixième au douzième jour.

Si de ces désordres, qui, aux diverses époques de la maladie, frappent de prime abord l'attention, nous passons à ceux que peut faire découvrir l'examen plus approfondi des fonctions cérébrales et des organes des sens, nous aurons à étudier successivement : la céphalalgie, la somnolence, le délire, les divers mouvemens spasmodiques, l'état des forces musculaires, etc.

3.° *Céphalalgie.*

Que la fièvre typhoïde soit grave ou légère, les douleurs de tête existent même dès son début, et ce symptôme est assez fréquent pour faire considérer comme exceptionnels les cas où il ne se rencontre pas. Ces douleurs peuvent varier pour leur caractère et leur degré de violence. Il est assez ordinaire qu'elles cessent ou qu'elles diminuent lorsque l'assoupissement ou le délire surviennent.

Dans les maladies aiguës que l'on pourrait le plus rapprocher de la fièvre typhoïde, dans la gastrite et l'entérite, par exemple, la céphalalgie se montre fréquemment aussi, mais elle a ceci de particulier, que, dans la majorité des cas, elle se manifeste à une époque éloignée du début, et presque jamais dès le début de ces maladies; et qu'en second lieu, sa fréquence et son intensité se trouvent toujours en rapport avec l'intensité du mouvement fébrile; ce qui n'a pas lieu aussi constamment dans la maladie qui nous occupe.

4.° *Somnolence.*

La somnolence doit être considérée comme un des symptômes les plus constans dans l'affection typhoïde. Elle existait dans les huit dixièmes des cas environ. Son début, sa durée et son intensité, sont susceptibles de varier beaucoup; le plus souvent cependant, dans les cas graves du moins, elle se manifeste dans les cinq ou six premiers jours de la maladie. Lorsqu'elle est d'abord peu prononcée, il est rare qu'elle conserve ce caractère; le plus souvent, elle devient de plus en plus considérable, et elle contribue puissamment à enrayer l'exercice des facultés intellectuelles, et à laisser les malades dans une indifférence totale pour ce qui les entoure. Cette indifférence est surtout remarquable chez les personnes du sexe, qui, dans cet état, perdent le sentiment qui leur est si naturel, celui de la pudeur, et se laissent découvrir et examiner sans offrir la moindre résistance, ou sans témoigner aucune contrariété. L'assoupissement, une fois déclaré, persiste souvent jusqu'à la mort, quand cette terminaison doit avoir lieu; il offre cependant des interruptions plus ou moins fréquentes pendant lesquelles il est remplacé par le délire.

Les maladies inflammatoires du canal digestif, alors même qu'elles sont portées à leur plus haut point de gravité, ne s'accompagnent presque jamais d'assoupis sement. Chez 84 sujets atteints d'entérite simple, M. Louis n'a jamais rencontré ni somnolence ni stupeur, et la tendance au sommeil présentée par quelques uns de ces malades devait être rapportée à l'affaiblissement occasioné par les évacuations alvines. L'apoplexie, la méningite et les épanchemens traumatiques du cerveau exceptés, si la somnolence se montre dans d'autres affections, elle n'est jamais aussi prononcée ni aussi persistante que dans la fièvre typhoïde; en sorte qu'on peut la considérer comme un des symptômes les plus caractéristiques.

5.° *Délire.*

Le délire a été signalé dans les quatre cinquièmes des cas environ, ou 53 fois sur 68, chez les malades qui succombèrent. Il a existé dans une proportion à peu près égale (16 fois sur 21) chez ceux dont l'affection fut grave et se termina par la guérison. Enfin, il n'en est fait mention qu'une fois chez les 11 malades qui furent légèrement affectés; de telle sorte que l'on peut établir comme une proposition générale que la fréquence de ce symptôme est en raison directe de la gravité de la maladie; et l'on peut en dire autant de sa durée et de sa violence.

Le délire se manifeste ordinairement du cinquième au dixième jour; chez le plus grand nombre des malades, il succède à la somnolence. Il peut varier sous le rapport de sa forme; cependant il est le plus souvent morose, taciturne et tranquille. Tantôt il se dévoile par des grognemens semblables à ceux d'un animal; tantôt c'est par une loquacité qui exprime les idées incohérentes incessamment poursuivies par les malades, même quand ils sont assoupis. C'est surtout cette forme de délire qui a lieu d'une manière continue, ou, du moins, avec de courtes interruptions, tandis que celui qui est agité ne se manifeste guère que vers le soir ou pendant la nuit, avec l'augmentation du mouvement fébrile. Je n'ai rencontré que trois cas dans lesquels un paroxysme bien marqué vers le soir ne s'accompagnait pas de délire. Les malades qui ont un délire agité se livrent à des mouvemens désordonnés; ils se découvrent sans cesse, témoignent de l'impatience et veulent sortir de leur lit. Chez quelques uns, l'agitation est portée à l'excès : on est obligé de les maintenir, et ils poussent des cris et des vociférations atroces.

Même quand le délire est tranquille, les malades n'ont ordinairement, pendant sa durée ou dans les intervalles, aucune conscience de leur état; je n'en ai rencontré que deux qui témoignaient la crainte qu'ils avaient de mourir. On peut bien, en fixant leur attention, obtenir quelques réponses sensées, mais l'incohérence dans les idées ne tarde pas à se manifester de nouveau. Lorsque l'affection est grave, on a souvent occasion d'observer que les malades interrogés sur leur état répondent qu'ils se trouvent bien; souvent aussi ils emploient les formules usitées dans la société, et ne manquent pas de répondre : *pas mal*, ou *fort bien; et vous?...* lorsqu'on leur demande comment ils se trouvent. Quelquefois même ils répètent la question qui leur a été adressée, et ce n'est qu'après qu'on les a satisfaits qu'ils répondent sur ce qui les concerne. Cette particularité a surtout été remarquable pour moi, chez les deux élèves en médecine dont j'ai parlé dans le chapitre précédent. Une semblable perversion du jugement et des sensations doit être considérée comme un signe des plus fâcheux, et il est certain qu'on ne l'observe guère que dans les cas où la maladie doit se terminer par la mort.

Le délire persiste jusqu'au terme fatal, ou bien, si la guérison doit avoir lieu, il diminue insensiblement; et à mesure que les autres fonctions se rétablissent, on voit que les facultés intellectuelles s'exercent plus librement : elles recouvrent presque toujours leur parfaite intégrité. M. Louis ne cite que deux cas dans lesquels les malades voisins de la convalescence avaient encore un délire qui portait sur une idée fixe; et ces deux cas sont encore signalés par lui comme les seules exceptions qu'il ait rencontrées à la forme incohérente et indéterminée que présente généralement le délire dans la fièvre typhoïde.

Le délire, outre qu'il est moins fréquent dans les autres maladies aigues, m'a semblé, d'après mes recherches, offrir ceci de particulier, savoir · que, quoique proportionné, comme dans la maladie qui nous occupe, à l'intensité du mouvement fébrile, il n'alterne pas avec la somnolence et ne se continue pas avec elle d'une manière aussi constante. Dans les 84 cas d'entérite qui servent de point de comparaison à M. Louis, le délire n'exista que deux fois. Il y eut bien, dans quelques autres cas, un peu de lenteur dans l'exercice des facultés intellectuelles, mais elle dépendait évidemment de l'affaiblissement, comme la tendance au sommeil que nous avons signalée chez ces mêmes malades.

Au moment où j'écris ces lignes, j'observe depuis deux mois des fièvres rémittentes qui sont généralement liées à une irritation gastro intestinale accompagnée le plus souvent de vomissement ou de diarrhée; et chez plus de 200 malades, je n'ai pas observé une seule fois du délire, bien que l'état fébrile fût habituellement considérable.

Il faut conclure de ce qui précède que ce symptôme, quoiqu'il n'appartienne pas exclusivement à la fièvre typhoide, présente néanmoins quelque chose de caractéristique dans cette maladie, soit en raison de sa fréquence, soit en raison des formes et des caractères qu'il affecte plus spécialement.

6.° *Spasmes et autres mouvemens involontaires.*

Les mouvemens spasmodiques et involontaires qui se manifestent dans le cours de l'affection typhoïde consistent dans une roideur constante des membres, ou dans des alternatives de roideur et de relâchement. Tantôt ils affectent un membre en totalité, tantôt ils sont bornés à quelques muscles seulement, à ceux de la face, du cou et de l'avant bras, par exemple; dans ce dernier cas, ils ont particulièrement reçu le nom de soubresauts des tendons. Il faut encore leur rap porter ces mouvemens désordonnés à l'aide desquels les malades cherchent à se débarrasser de leurs couver tures, qu'ils tiraillent sans cesse, ainsi que ces tremblot temens continuels des doigts, ces agitations constantes et irrégulières des mains, par lesquels les malades semblent aller à la recherche de quelque objet, ou faire la chasse aux mouches (*venatio floccorum*). Ces mouvemens divers ont été désignés sous le nom de carphologie.

Il en est des contractions spasmodiques comme de la somnolence et du délire, c'est à dire qu'elles se montrent d'une manière d'autant plus fréquente, que la maladie présente plus de gravité. Ces mouvemens variés ont existé chez 46 des 68 sujets qui succombèrent, tandis que chez les 32 qui guérirent, ils n'ont été observés que 5 fois; encore étaient ils moins prononcés et d'une durée plus courte que dans les cas qui se terminèrent par la mort.

M. Louis n'a observé que 4 fois des mouvemens spasmodiques sur plus de 500 malades affectés de maladies diverses ; en sorte que l'extrême rareté de ce symptôme dans les autres affections est bien suffisante pour lui faire reconnaître quelque chose de spécial dans la fièvre typhoïde, et en même temps pour lui faire accorder une certaine valeur pour le diagnostic, dans le cas où il se manifesterait dans une maladie qui aurait présenté jusque là des caractères douteux.

Je n'insisterai pas longuement sur les variétés que peuvent présenter les mouvemens spasmodiques ; je dirai seulement que la forme la plus fréquente est celle qui affecte les muscles de l'avant bras. Dans 4 cas, le hoquet vint se joindre aux soubresauts ou aux convulsions du cou et de la face, et cela cinq ou six jours avant la mort. Dans 2 cas aussi, j'ai signalé un véritable trismus qui, chez un malade, se déclara après l'application de la glace. Ces mouvemens, au reste, existent souvent conjointement avec le délire et l'assoupissement ; et c'est même d'après la réunion et la prédominance de ces trois symptômes qui annon cent le désordre dont le centre nerveux encéphalique est le siége, que la fièvre typhoïde prend la forme des fièvres dites ataxiques.

7.° *État des forces.*

Dans toutes les observations, il est fait mention de l'affaiblissement, de la prostration des forces, qui s'étaient manifestés plus tôt ou plus tard, et à des degrés plus ou moins prononcés, suivant la gravité de la maladie. C'est même sur cette considération de l'état des forces, que M. Louis s'est basé pour établir que l'affection typhoïde avait été grave ou légère chez les sujets qui guérirent. Le plus souvent, et surtout dans les cas graves, la prostration des forces existe dès le début de la maladie, et même pendant la durée de ses symptômes précurseurs. Les malades répugnent au mouvement, et s'ils luttent plus ou moins contre la débilité qui les accable, s'ils peuvent encore, pendant quelques jours, vaquer à leurs affaires, ce n'est qu'avec une lenteur et une nonchalance remarquables; bientôt, enfin, ils sont obligés de s'aliter, et dans cette position, ils demeurent dans un état d'immobilité qui ferait croire qu'ils sont paralysés, et ils se laissent manier en tout sens absolument comme des corps inertes. M. Louis rapporte qu'une femme qui se trouvait à ce degré de faiblesse, fut pincée au bras le douzième jour de la maladie, sans témoigner la moindre douleur. Le lendemain, qui fut le jour de sa mort, elle dit bien qu'elle se souvenait d'avoir été pincée la veille, mais qu'elle n'avait pas eu la force de retirer son bras.

La faiblesse, il est vrai, n'est pas toujours aussi prononcée, même dans les cas qui doivent se terminer d'une manière funeste; mais toujours est il que les malades qui la présentent à un degré modéré peuvent être considérés comme des exceptions. M. Louis n'en cite que 3 qui purent marcher quatre jours avant de mourir, et un quatrième, chez lequel la faiblesse ne devint considérable qu'après le seizième jour, et qui put encore se lever pour satisfaire ses besoins, quelques heures avant sa mort, qui arriva le vingt-quatrième jour.

L'affaiblissement se remarque souvent dans les maladies aigues autres que la fièvre typhoide; mais dans aucune autre, pas même dans l'entérite accompagnée de selles fréquentes, il n'est ni aussi considérable ni aussi prolongé. Ainsi, un sujet affecté de cette dernière maladie, et qui avait eu de vingt à trente évacuations par jour pendant les six premiers, bien que considérablement affaibli d'abord, put cependant sortir, parfaitement guéri, le onzième jour. Cinq autres malades, qui étaient dans le même cas, sortirent, également bien guéris, du quatorzième au dix huitième jour. Ces circonstances, mises hors de doute, par l'observation comparativè, prouvent évidemment que ce symptôme a des caractères distinctifs dans la maladie qui nous occupe.

8.° *Douleurs des membres.*

Ces douleurs sont peut être aussi fréquentes que l'affaiblissement des forces. Chez tous les individus sur lesquels il a pu recueillir des renseignemens exacts, et c'est le plus grand nombre, M. Louis n'a rencontré que 2 malades qui n'avaient pas présenté ce symptôme. Les douleurs des membres se manifestent ordinairement dès le début; elles ont leur siége dans les jambes, dans les cuisses et aux lombes; elles sont modérées ou contusives, et ne ressemblent en rien à celles qui ont lieu dans la courbature ou le rhu matisme musculaire.

Malgré qu'il fût possible de trouver dans ces douleurs des caractères particuliers, en les comparant à celles qui s'observent dans d'autres maladies, je me contente de les mentionner, et je n'insisterai pas plus long temps sur ce symptôme, qui me paraît d'une importance médiocre.

Il me resterait, pour terminer ce qui est relatif aux fonctions de relation, à examiner les symptômes fournis par les organes des sens; mais ayant déjà parlé de l'état de la peau, et l'état des yeux ne m'ayant offert que des symptômes qui, indiqués dans la *Description générale*, ne m'ont pas paru comporter une appréciation plus approfondie, je présenterai seulement quelques détails sur l'état de l'oreille et sur l'épistaxis.

9.° *État de l'oreille.*

Sur les 68 malades qui succombèrent, j'ai noté 20 fois des bourdonnemens d'oreille, et 27 fois une dureté plus ou moins prononcée de l'ouie : je n'ai rencontré que 4 cas dans lesquels ces deux dérangemens de l'organe de l'audition ont existé simultanément. Il faut dire cependant que les bourdonnemens d'oreille ayant lieu le plus souvent vers le début de la maladie, presque tous les individus qui les éprouvèrent eurent, plus tard, l'ouie dure; car ce dernier symptôme ne se manifeste guère qu'à une époque éloignée du début.

Chez les 32 malades qui guérirent, et dont 21 furent gravement affectés, les bourdonnemens d'oreille ont existé 19 fois, et la dureté de l'ouie 23 fois. Le début et la succession de ces deux symptômes suivirent la marche indiquée pour les sujets qui succombèrent. Sur 45 malades dont les observations, n'étant pas rapportées dans son ouvrage, ne font pas partie de celles qui ont servi à mes recherches, M. Louis a observé 7 fois des douleurs d'oreille, et 3 fois une inflammation véritable du conduit auditif.

L'auteur que je viens de citer n'a rencontré que bien rarement les symptômes que j'ai passés en revue, dans les maladies qui lui servent de point de comparaison; dans l'entérite, notamment, il n'a observé les bourdonnemens d'oreille qu'une fois sur 84 malades.

10.° *Epistaxis.*

Soit que les auteurs des observations que j'ai consultées aient négligé de constater l'existence de ce symptôme, soit qu'il n'ait réellement pas existé, ce qui est moins probable, d'après ce qui sera dit plus bas, je ne l'ai trouvé mentionné que 20 fois chez les 68 sujets qui succombèrent. Cependant, M. Louis, qui avoue lui même que les renseignemens recueillis sur cette première série de malades, sont incomplets, dit que l'épistaxis, dont il a recherché l'existence avec plus de soin chez 34 malades dont l'affection fut grave, et qui guérirent, s'est montrée dans 27 cas; tandis qu'elle n'a existé que chez la moitié des individus qui furent légèrement atteints. Ces documens pourraient peut être servir à établir, pour l'épistaxis, ce qui a été déjà plus rigoureusement prouvé pour d'autres symptômes, savoir : que son existence plus ou moins fréquente se trouve en rapport avec le plus ou moins de gravité de la maladie.

L'épistaxis varie beaucoup relativement à son début, à sa reproduction et à son abondance. Tantôt elle se manifeste dans le commencement de la maladie, tantôt ce n'est que du cinquième au vingtième jour, et quelquefois c'est plus tard encore. Dans quelques cas, elle ne se montre qu'une fois, et se reproduit ensuite à des intervalles plus ou moins éloignés; dans d'autres, elle survient à plusieurs reprises, dans les vingt quatre heures, et se continue ainsi pendant quatre, cinq, six et huit jours de suite.

Au reste, que le saignement du nez se manifeste dès le début de l'affection typhoïde, ou à une période plus ou moins avancée de sa durée, il ne procure pas ordinairement du soulagement. Je n'ai trouvé que deux cas dans lesquels les douleurs de tête se trouvèrent notablement diminuées dès l'apparition de l'épistaxis, qui eut lieu au début.

Lorsque l'épistaxis survient à une époque éloignée du début de l'affection typhoïde, alors même qu'elle se reproduit plusieurs fois, elle n'est pas annoncée par les signes précurseurs qui se manifestent ordinairement dans les autres maladies avant son apparition. L'écoulement se fait goutte à goutte, le sang est fluide, décoloré, et son abondance n'est pas en rapport avec la fréquence de l'épistaxis. L'expression *stillicidium sanguinis naribus*, par laquelle certains auteurs latins ont désigné cette espèce d'hémorrhagie, me semble en donner une idée exacte. Il est évident que cet écoulement du sang par les narines se trouve sous l'influence de la faiblesse générale, et peut être considéré, ainsi que les pétéchies, comme un indice de l'altération dont ce fluide a été le siége primitif. Sous ce rapport, la fréquence de ce symptôme demande à ne pas être perdue de vue.

L'épistaxis n'a lieu que rarement dans le cours des maladies aigues autres que la fièvre typhoide; elle n'offre pas, d'ailleurs, les caractères indiqués dans cette dernière affection. M. Louis ne l'a constatée que 4 fois, sur les 84 sujets atteints d'entérite.

§ III.

SYMPTÔMES RELATIFS AUX FONCTIONS DIGESTIVES.

1.° *Diarrhée.*

Sur les 68 malades qui succombèrent, il ne s'en est rencontré que 7 chez lesquels la diarrhée n'a pas existé; encore même 3 de ces derniers eurent ils, pendant plusieurs jours, et à une époque éloignée du début, une ou deux selles liquides dans les vingt quatre heures. De ces 61 malades, 28 eurent du dévoie ment dès l'invasion de la maladie; 23 l'éprouvèrent du troisième au neuvième jour, et 10 à une époque plus éloignée, mais qui ne dépassait pas le seizième jour.

Des 21 malades gravement affectés, et qui guéri rent, 5 eurent du dévoiement au début, 8 du troi sième au neuvième jour, 3 du dixième au vingtième. Chez les 5 autres, les selles furent rares et naturelles.

Des 11 sujets dont l'affection fut légère, 5 seulement eurent de deux à quatre selles dans les vingt-quatre heures. la diarrhée ne débuta que six, neuf et douze jours après l'invasion de la maladie, et sa durée ne se prolongea pas au delà du seizième jour. Chez les 6 autres malades, les évacuations alvines ne présentèrent rien de particulier sous le rapport de leur fréquence ou de leur consistance.

Chez les individus qui moururent, et chez ceux dont la maladie fut grave, les selles variaient de deux à dix dans les vingt quatre heures; elles étaient cependant plus fréquentes chez les premiers. Tantôt le dévoiement, peu abondant d'abord, augmentait graduellement, et diminuait ensuite pendant quelques jours pour reprendre sa fréquence. Cette marche était, néanmoins, la plus rare; et, le plus souvent, les évacuations alvines devenaient de plus en plus nombreuses, ou bien conservaient, à peu de chose près, leur degré de fréquence jusqu'à la terminaison fatale de la maladie. Dans les cas de terminaison heureuse, la diarrhée se continuait encore long temps pendant la convalescence.

Les matières excrétées étaient généralement liquides, troubles, dépourvues de mucosités, mêlées de petites parcelles plus solides et jaunâtres; presque toujours elles étaient fétides à des degrés variés. Dans 2 cas observés par M. Louis, les matières étaient brunâtres, et ressemblaient, pour l'aspect et la consistance, au marc de café. Selon cet auteur, ce caractère des selles aurait une valeur importante pour le diagnostic. Dans 2 autres cas, qui lui appartiennent aussi, les malades rendirent une quantité assez considérable de sang pur. Enfin, chez 8 individus appartenant aux autres observations qui ont servi à mes recherches, j'ai signalé des selles qui contenaient une portion variable de sang noirâtre et décomposé.

La diarrhée se montre assez fréquemment comme complication dans les maladies aigues fébriles; mais elle ne se manifeste pas aussi constamment dès le début; et dans aucune autre, même dans l'entérite proprement dite, elle n'est ni aussi fréquente ni aussi prolongée que dans la fièvre typhoide.

2.° *Douleurs de ventre.*

Les douleurs de ventre ont existé à peu près dans les mêmes proportions que la diarrhée, et, comme elle aussi, elles ont été en rapport avec la gravité de la maladie, pour leur intensité et leur persistance.

La plupart des malades ne fournissant que des renseignemens peu exacts sur ce qu'ils ont éprouvé antécédemment, il doit être bien difficile de préciser le début des douleurs abdominales. Il paraîtrait cependant qu'elles se manifestent un peu plus tard que la diarrhée. Il existe, au reste, entre ces deux symptômes, une corrélation assez exacte, et il est vrai de dire que l'un n'existe guère sans l'autre. On pourrait invoquer, à l'appui de cette assertion, la manifestation des douleurs de ventre dans les maladies aiguës autres que la fièvre typhoïde : manifestation qui n'a lieu, en général, que lorsque la maladie première se complique de dévoiement. Il faut convenir, cependant, que, dans un assez bon nombre de cas, même dans l'état d'acuité des maladies, des évacuations alvines fréquentes et liquides ont lieu sans la moindre manifestation de douleur dans le ventre.

Considérées dans la majorité des cas, les douleurs abdominales qui surviennent dans le cours de la fièvre typhoïde paraissent présenter ceci de particulier, savoir : qu'elles sont vagues, sourdes, obtuses, et que souvent même elles ne se font sentir que par la pression. Ce caractère des douleurs n'a pa manqué une seule fois dans les observations qui m'appartiennent ; je l'ai signalé le plus souvent dans les autres faits que j'ai consultés, et je l'ai également rencontré dans les cas, peu nombreux, il est vrai, que j'ai observés dans ma pratique particulière. Quant à leur siége, ces douleurs occupent généralement la région hypogastrique, les fosses iliaques, et principalement celle du côté droit ; ou bien, si, comme cela a plus particulièrement lieu dans l'entérite proprement dite, elles ont commencé par se faire sentir comme des coliques dans la totalité du ventre, elles ne tardent pas à se concentrer sur les points que j'ai indiqués ; et c'est surtout lorsque la fosse iliaque droite en est le siége presque exclusif, que leur existence ne se révèle à l'observateur qu'à la suite d'une pression plus ou moins forte.

3.° *Météorisme.*

Ce symptôme a existé chez 59 des 68 individus dont la maladie fut mortelle, chez 16 des 21 dont elle fut grave, et chez 7 des 11 qui furent légèrement atteints.

Le météorisme est susceptible de varier beaucoup pour l'époque de son apparition, pour sa durée et pour son intensité. Il est rare qu'il survienne avant le huitième jour de la maladie. M Louis ne rapporte qu'un seul cas dans lequel il eut lieu le troisième jour. Le plus ordinairement, il se manifeste du huitième au trentième, ou à une époque plus éloignée encore, lorsque la maladie se prolonge davantage.

Plus ou moins prononcé, suivant la gravité de la maladie, ce symptôme persiste en augmentant graduellement jusqu'à la terminaison fatale ; et alors il peut être porté à un tel degré, que les sinuosités des intestins se dessinent à travers les parois abdominales, amincies et distendues au point de dépasser le rebord des fausses côtes. Tantôt il disparaît ou diminue pour se montrer de nouveau après quelques jours; dans d'autres circonstances, enfin, et c'est surtout lorsque la maladie doit se terminer par la guérison, il diminue insensiblement pour ne plus reparaître.

Le météorisme se montre si rarement dans les autres maladies, voire même dans l'entérite, où, du moins, il est si peu considérable et de si courte durée, que sa fréquence et son intensité dans la fièvre typhoide méritent de fixer l'attention.

Dans l'état actuel de la science, il est impossible de déterminer quelle est la cause immédiate du météorisme. M. Louis, considérant qu'il suit dans son développement une loi assez analogue à celle des autres symptômes, considérant, en outre, que, parmi les malades atteints d'autres maladies, le météorisme ne s'est montré que chez ceux dont le mouvement fébrile était le plus prononcé, semble laisser penser qu'il l'attribue à la lésion de l'intestin et au mouvement fébrile, ainsi qu'il le fait d'ailleurs pour tous les symptômes dont l'examen cadavérique ne fournit pas l'explication. Mais cet auteur, après avoir exclu de la production du météorisme la putridité et l'altération du sang, reconnaît cependant « *qu'on est conduit à admettre l'existence d'une cause spéciale, qui révèle toute l'importance du météorisme dans l'histoire de l'affection typhoïde*[1] ». Or, cette cause spéciale, où la trouver, si ce n'est dans un état particulier du fluide sanguin, et dans la débilité générale qui en résulte pour l'organisme?

4.° *Symptômes gastriques.*

Pour apprécier convenablement ces symptômes, je me bornerai à présenter un résumé des observations et des recherches consignées dans l'ouvrage de M. Louis.

Sur 28 malades, 15 éprouvèrent des douleurs à l'épigastre, et chez 5 d'entre eux, elles ne se manifestaient qu'à la pression. Dans 5 cas, elles débutèrent avec les premiers symptômes de l'affection, et dans les cas restans, du huitième au trentième jour de sa durée. Le siége et la nature de ces douleurs étaient souvent difficiles à déterminer, soit qu'elles pussent être attribuées au colon transverse distendu par des gaz, soit qu'à l'autopsie la membrane muqueuse de l'estomac ne présentât pas d'altération, comme cela eut lieu chez 5 sujets.

13 malades, sur 24, éprouvèrent des nausées, et

[1] Ouvrage cité, tome II, page 39.

ce symptôme existait en même temps que le précédent chez 8 d'entre eux.

12 malades, sur 23, eurent des vomissemens, qui se manifestèrent du sixième au trentième jour. 5 malades n'éprouvèrent ce symptôme que momentanément, 6 pendant un intervalle de temps qui varia de deux à sept jours, et 1 pendant plus long temps encore. Chez 13 malades, les matières vomies étaient fades et blanchâtres, elles étaient amères et verdâtres chez les autres.

La comparaison des symptômes avec les lésions anatomiques, conduit M. Louis à des considérations pleines d'importance sur l'inflammation de la muqueuse gastrique, mais, comme elles s'éloignent de notre sujet, elles ne sauraient trouver leur place ici.

Les douleurs épigastriques, les nausées et les vomissemens, sont ensuite étudiés et signalés plus ou moins souvent chez les sujets atteints d'affection typhoïde grave ou légère, et qui guérirent.

Chez les malades affectés d'autres maladies aigues, M. Louis a constaté l'existence de ces symptômes, à peu près aussi fréquemment que chez ceux atteints de l'affection typhoïde; d'où il conclut que, dans cette dernière maladie, de même que dans les autres maladies aigues fébriles d'une autre nature, mais plus ou moins inflammatoires, la membrane muqueuse de l'estomac est susceptible de s'altérer à divers degrés, que les symptômes gastriques peuvent se manifester indépendamment de ces altérations anatomiques, et que, par conséquent, on est fondé à les considérer comme éloignées et secondaires.

C'est surtout ce dernier résultat que je tenais à signaler en présentant ce résumé: il demande à ne pas être perdu de vue dans la question qui nous occupe.

5.° *État de la langue.*

La langue fut humide, naturelle, ou seulement couverte d'un enduit blanchâtre ou jaunâtre, chez près de la moitié des sujets qui succombèrent (32 sur 68), et elle ne se dessécha que peu de jours avant la mort chez 5 de ces malades. Chez 20 autres, elle offrit une rougeur plus ou moins vive sur ses bords et à sa pointe; enfin, chez les 16 restans, la langue fut sèche, noirâtre, encroûtée, fendillée, ou recouverte d'une exsudation couenneuse plus ou moins épaisse. Quelques uns de ces états, la sécheresse et l'encroûtement surtout, se manifestèrent à une époque éloignée du début, chez 12 des 20 sujets qui précèdent, et chez lesquels la langue n'avait présenté d'abord que de la rougeur.

Parmi les 57 sujets qui furent gravement affectés, et dont les observations appartiennent à M. Louis, il y en eut 15 dont la langue resta dans son état na turel. Chez 8, elle fut sèche et rousse pendant quelques jours; chez 9, sèche et brunâtre, bien que la diarrhée et les symptômes gastriques n'eussent pas différé de ce qu'ils étaient chez les sujets précédens; chez 15, rouge, sèche, encroûtée et fendillée; chez 8, d'un rouge vif, douloureuse et épaissie; enfin, dans 4 cas, elle présentait une exsudation blanche, pultacée, et dans 2, quelques ulcérations.

Ces diverses altérations, dont quelques unes ont été trouvées par M. Louis sur les parois de la bouche et de l'arrière bouche, dénotent une inflammation de la langue et de la muqueuse buccale; mais la remarque faite pour les symptômes gastriques peut être reproduite ici dans toute sa valeur, c'est à dire que, dans bon nombre de cas, l'état de la langue ne répond nullement à celui de l'estomac; que celui ci peut être altéré sans que la langue s'éloigne de son état naturel, et réciproquement; de telle sorte qu'il faut considérer ces divers états comme des lésions et des symptômes secondaires, qui se trouvent, sans doute, sous la dépendance de la cause morbifique primitive, quelle qu'elle soit.

Je renvoie à ce qui a été dit dans la *Description générale* pour les autres symptômes que peut fournir la langue; et, pour terminer ce qui se rapporte aux dérangemens des fonctions digestives, je mentionnerai la soif plus ou moins vive qui accompagne toujours la rougeur et la sécheresse de la muqueuse de la bouche, ainsi que la gêne de la déglutition, qui s'observe assez souvent, surtout à une époque avancée de la maladie, et qui tient à l'inflammation ou à des ulcérations développées dans l'arrière bouche, le pharynx et l'œsophage.

---

§ IV.

SYMPTÔMES RELATIFS AUX FONCTIONS CIRCULATOIRES.

1.° *Symptômes fébriles.*

(Frissons, Chaleur et Sueur.)

Les frissons ont existé chez le plus grand nombre des malades (93 sur 100); ils se montraient le plus souvent dès le début de la maladie, étaient plus ou moins prolongés, et se reproduisaient ensuite pendant plusieurs jours, à des intervalles irréguliers. Quelques malades, sans éprouver de véritables frissons, conservaient pendant long temps une sensibilité au froid plus marquée que dans l'état de santé.

Malgré que les frissons signalent le début de la plupart des maladies fébriles, et qu'ils se manifestent ensuite plus ou moins fréquemment pendant leur durée, on pourrait peut être avancer, sans crainte d'exagération, que l'existence de ce symptôme est plus constante dans l'affection typhoïde que dans toute autre.

Dans tous les cas, les frissons étaient suivis d'une chaleur plus ou moins considérable, mais qui, le plus souvent, offrait les caractères indiqués dans la *Description générale*, c'est à dire, qu'elle était sèche, âcre, brûlante, malgré qu'il n'y eût pas en même temps une accélération correspondante du mouvement circulatoire; circonstance qu'il est bon de noter, et que l'on ne rencontre peut-être aussi habituellement que dans la maladie qui nous occupe.

La chaleur n'existait pas toujours au même degré; elle augmentait et diminuait successivement dans la plupart des cas; son accroissement avait lieu surtout le soir et pendant la nuit. Chez le plus grand nombre des malades, elle restait invariablement sèche, chez d'autres, la peau se couvrait d'une sueur peu abondante, visqueuse, ou seulement d'une légère moiteur.

Ces sueurs, qui ne sont jamais en rapport avec l'abondance de la diarrhée, et qu'on ne peut pas considérer comme un phénomène critique lorsqu'elles se déclarent dans les premiers jours de la maladie, ainsi que cela a lieu le plus souvent, se prolongent ordinairement pendant la convalescence chez les individus qui doivent guérir, et elles s'opposent, pen dant plus ou moins long temps, au rétablissement des forces.

De même que les frissons, la chaleur s'observe fréquemment dans les autres maladies aiguës fébriles, mais elle ne présente pas les caractères qu'elle a dans la fièvre typhoïde; son augmentation se trouve plus directement en rapport avec l'accélération du pouls; enfin, elle n'est ni aussi constante, ni aussi durable. Nous pouvons en dire autant de la sueur, qui est plus abondante, plus halitueuse, plus généralement suivie de soulagement dans les maladies autres que la fièvre typhoïde.

2.° *État du pouls.*

Le pouls présentait d'assez nombreuses variations chez les sujets des 100 observations qui m'ont servi à constater son état.

Chez la moitié des malades environ (49), il était étroit, petit, serré, et il conserva ce caractère pendant toute la durée de la maladie, avec quelques modifications dans sa fréquence et son développement; modifications qui tenaient à l'augmentation de ces états, et qui se manifestaient avec les exacerbations du soir. Chez la moitié restante, le pouls présentait une ampleur et une plénitude qui n'étaient pas naturelles, ou bien il avait son développement naturel, et ne se faisait alors remarquer que par la fréquence de ses pulsations, qui variait entre 80, 120 et même 150.

M. Louis ne parle pas de la mollesse, de la dépressibilité du pouls : je dois dire que j'ai constaté ce caractère 12 fois sur 18 individus qui succombèrent, et dont les observations ne font pas partie de celles de cet auteur. Il dit aussi n'avoir rencontré que 7 fois le pouls irrégulier. Les sujets des 18 observations mentionnées m'ont offert 11 fois cette irrégularité, qui se manifesta de trois à neuf jours avant la mort. Nous verrons plus tard à quelle altération anatomique on peut rapporter cet état du pouls.

La fréquence du pouls est toujours moindre chez les individus dont la maladie doit se terminer par la guérison. Il s'élève rarement à plus de 90 pulsations par minute ; il présente aussi généralement plus d'ampleur, et est moins souvent dépressible et irrégulier.

La vitesse du pouls paraît appartenir, comme caractère distinctif, à la fièvre typhoïde, car, dans les nombreuses observations de maladies aigues d'une autre nature qui ont été comparativement analysées par M. Louis, le cœur battait généralement moins et beaucoup moins même de 90 fois par minute, et n'atteignait ce dernier nombre de pulsations que dans des cas fort rares, chez les sujets atteints d'entérite simple, notamment, le pouls fut calme, et ne donna que 65, 60, 55, 50, et même 40 pulsations.

---

§ V.

SYMPTÔMES RELATIFS AUX FONCTIONS RESPIRATOIRES.

Il est rare que l'on n'observe pas quelques dérangemens du côté de l'organe pulmonaire pendant la durée de la fièvre typhoïde, le plus souvent même, ces dérangemens se manifestent dès le début, ou bien dès les huit premiers jours de l'affection.

Presque tous les malades qui succombèrent (60 sur 68) éprouvèrent de la toux, elle fut légère et peu incommode chez la plupart, tandis que chez 22 d'entre eux, elle se montra plus forte, plus fréquente, et s'accompagna de crachats et de râles divers qui annonçaient une complication catarrhale. Tous les malades qui toussaient offraient à l'auscultation un râle sonore sec, répandu dans toute l'étendue du poumon, chez ceux qui eurent en même temps de l'expectoration, le bruit respiratoire était sibilant ou muqueux, et presque toujours plus bruyant qu'il ne l'est dans la bronchite aigue primitive On n'observe pas non plus, comme dans cette dernière maladie, une relation entre la dyspnée et l'existence du râle, car la respiration est généralement peu gênée, ou, du moins, ne l'est jamais autant que semblerait le comporter l'étendue de ces bruits anormaux, ainsi que leur intensité. Cette particularité est, sans doute, bien digne d'attention, car elle pourrait, dans quelques cas douteux, contribuer à éclairer le diagnostic.

Le râle muqueux ou sibilant se transformait quelquefois en râle sous crépitant, et ce dernier était borné à une certaine étendue de la poitrine, dont la sonoréité se trouvait diminuée dans ce point.

Les crachats étaient en général muqueux, plus ou moins épais, jaunes ou grisâtres; ils furent puriformes chez 3 sujets dont les observations appartiennent à M. Louis.

Ces divers dérangemens de l'organe pulmonaire se rencontrent aussi lorsque la fièvre typhoïde doit se terminer par la guérison, mais ils sont moins prononcés et moins persistans.

Il est peut être peu de maladies fébriles aiguës pendant le cours desquelles il ne se manifeste pas de la toux; mais ce symptôme ne s'observe jamais aussi constamment que dans la fièvre typhoïde. Enfin, la complication catarrhale, et surtout la disproportion qui existe entre le râle et la dyspnée, sont des circonstances qui paraissent appartenir plus particulièrement à cette dernière maladie.

§ VI.

SYMPTÔMES RELATIFS AUX FONCTIONS SÉCRÉTOIRES.

L'on observe quelquefois, au début de l'affection typhoïde, tous les symptômes caractéristiques de la fièvre bilieuse : la langue est saburrale, couverte d'un enduit jaunâtre, les malades accusent une saveur amère et pâteuse dans la bouche, les pommettes, les conjonctives, sont colorées en jaune; il y a des nausées, et quelquefois des vomissemens de matières bilieuses; enfin, la région hépatique, sans être précisément douloureuse, se trouve rénittente et tuméfiée: tout annonce que le foie n'est pas dans son état physiologique, et que la sécrétion de la bile se trouve augmentée. Ces dérangemens fonctionnels peuvent dominer pendant quelques temps, et masquer, en quelque sorte, ceux qui sont plus particulièrement propres à la fièvre typhoïde; mais ces derniers prennent bientôt le dessus, et l'on ne tarde pas à s'apercevoir que les symptômes bilieux ne constituent qu'un épiphénomène de l'affection principale, qu'une forme particulière, en d'autres termes, de la maladie qui fait le sujet de mes recherches. Les cas qui se présentent avec cet appareil de symptômes bilieux, ne sont pas les plus fréquens; je n'en ai pas rencontré plus de 12 qui pussent lui être rigoureusement rapportés; et, le plus souvent, les désordres des fonctions cérébrales qui se manifestaient presque en même temps que ceux que je viens de mentionner, indiquaient suffisamment qu'il ne s'agissait pas d'une fièvre bilieuse proprement dite.

La quantité, la coloration, les divers degrés de fluidité et d'épaisseur des urines, pouvant varier beaucoup pendant la durée de la fièvre typhoïde, nous n'avons presque rien de particulier à signaler sous ce rapport, et c'est, sans doute, parce que les recherches n'ont pas été convenablement dirigées vers ce sujet d'observation. Je rappellerai cependant les changemens qui surviennent dans l'état des urines, aux approches de la convalescence, changemens que j'ai déjà mentionnés dans la *Description générale*. Je signalerai aussi la rétention d'urine, symptôme grave qui est lié à la paralysie de la vessie, et qui ne s'observe guère que lorsque les désordres cérébraux sont portés à un haut degré d'intensité.

M. Louis, n'ayant rencontré que deux fois l'engorgement des glandes parotides, pense que ce symptôme, considéré de tout temps comme accompagnant ordinairement les fièvres de mauvais caractère, n'appartient pas plus à la fièvre typhoïde qu'aux maladies d'une autre nature. Il est bon cependant de remarquer que M. Louis avoue lui même qu'il existe à cet égard une lacune dans son ouvrage, car il a presque toujours omis de mentionner dans ses notes l'état des glandes salivaires, et il dit seulement qu'il aurait découvert leur altération si elle eût été notable, en incisant les parties molles du cou pour examiner l'œsophage et le larynx.

Quoiqu'il en soit, je dois dire que, sur 7 des malades dont j'ai recueilli moi même les observations, et qui furent gravement affectés, 3 eurent un engorgement parotidien à une époque avancée de la maladie; et ce résultat est évidemment contradictoire des assertions de M. Louis, assertions qui, pour dire vrai, cependant, n'ont été présentées que sous une forme un peu dubitative.

CHAPITRE QUATRIÈME.

ANATOMIE PATHOLOGIQUE.

Les altérations que l'on rencontre sur les cadavres des individus qui ont succombé à la fièvre typhoïde doivent être étudiées dans le même ordre que les symptômes ; aussi, afin que chaque division principale de ce chapitre corresponde exactement à celles du chapitre précédent, je dois faire précéder cette étude de quelques considérations générales qui ne sauraient d'ailleurs être déplacées.

§ I.er

CONSIDÉRATIONS GÉNÉRALES.

En précisant le siége des maladies, en éclairant une foule de questions pathologiques obscures, en établissant la relation qui existe entre les symptômes et les lésions organiques, l'anatomie pathologique a rendu à la science et à la pratique médicales des services dont on ne peut contester l'importance. Mais cette anatomie devant s'occuper de la connaissance et de l'appréciation de *toutes les lésions matérielles* dont le corps de l'homme est susceptible, et, par conséquent, de celles des fluides comme de celles des solides, nous devons d'abord nous demander si elle a atteint son but, si même elle n'a pas cherché à s'en détourner.

La première conséquence des études anatomiques appliquées à la recherche des causes matérielles, immédiates des maladies, a été de fixer trop exclusivement l'attention sur les altérations des solides; c'est bien, en effet, à mesure que ces études ont été entreprises et poursuivies avec zèle, que l'on a vu disparaître et tomber dans l'oubli les théories humorales, si fécondes pourtant en résultats pratiques, et que le solidisme organique, après avoir ridiculisé ce qu'il appelait le viel humorisme, est venu soutenir que les fluides ne s'altéraient que consécutivement aux altérations toujours primitives des solides, et est demeuré long temps en possession de dicter ses lois à la science.

Comme il est de la nature de l'esprit humain de se laisser entraîner par les théories nouvelles, le solidisme a été long temps cru sur parole, et regardé comme la seule doctrine qui pouvait rendre raison de la manifestation et de la succession des phénomènes morbides. Il suit de là que les altérations primitives des liquides ayant été despotiquement dépossédées de la part qu'elles pouvaient avoir à la production des maladies, l'observation fut détournée de la recherche et de l'appréciation de ces altérations, et que, par conséquent, l'anatomie pathologique n'a pendant un temps rempli son but que d'une manière incomplète.

Cependant, des hommes doués d'un véritable esprit d'observation s'aperçurent que bon nombre de symptômes échappaient aux prétentieuses explications de la médecine organique; ils se mirent à l'œuvre, et ne tardèrent pas à produire des faits qui prouvaient, de la manière la plus évidente, que les fluides de l'économie devenaient, dans certaines circonstances, les véhicules des causes morbifiques. L'impulsion une fois donnée, les recherches se sont portées vers les altérations des liquides; les moyens d'investigation ont été perfectionnés, les réactifs et le microscope ont fait découvrir dans le sang des principes que jusqu'alors on avait cru n'exister que dans les solides; un examen plus attentif a démontré, dans certains canaux, des matériaux morbides dont les anciens auteurs avaient, en quelque sorte, instinctivement deviné l'existence. Enfin, après bien des vicissitudes, l'humorisme a reparu de nouveau sur la scène médicale; mais dégagé de ce qu'il avait d'hypothétique et d'exagéré, mais fécondé par les travaux des chimistes et des médecins qui honorent le plus notre époque, tels que

MM. Chevreuil, Prévost et Dumas, Magendie, Andral, Rochoux, Velpeau, Bouillaud, Donné, etc., l'humorisme, ainsi régénéré, peut bien être appelé aujourd'hui l'humorisme rationnel.

Les altérations des fluides sont encore loin d'être aussi rigoureusement prouvées que celles des solides; mais il y a tout lieu d'espérer que les progrès de la chimie animale, et les travaux assidus des médecins qui font de la pathologie humorale l'objet de leurs études, finiront par démontrer leur existence comme une vérité irrécusable. En attendant, on n'en est pas moins fondé à l'admettre par voie d'exclusion et par induction; il serait absurde, en effet, de soutenir que le sang, ce fluide si justement nommé *la chair coulante*, n'est pas susceptible de s'appauvrir ou de se dénaturer, alors que les matériaux qui doivent le composer se trouvent eux mêmes insuffisans ou dépravés.

Quelques médecins de nos jours persistent néanmoins à considérer les lésions organiques matérielles comme la seule et unique cause des désordres fonctionnels observés pendant la vie : si quelques symptômes se refusent à se plier à leurs explications, parce qu'ils étaient fournis par un organe qu'ils ont trouvé sain, et éloigné d'ailleurs de celui qui est le siége des altérations physiquement appréciables, ils croient avoir satisfait à toutes les exigences quand ils ont dit que ces symptômes sont secondaires, et le produit d'une action sympathique dont le point de départ se trouve toujours dans l'organe matériellement affecté. Ils semblent ignorer qu'il est des altérations qui ne sont plus saisissables sur le cadavre, qui échappent au couteau de l'anatomiste, *quæ cultrum anatomicum effugiunt*, comme le disait Baglivi; ils ont oublié que, dans les actes pathologiques, ainsi que dans les actes physiologiques, il existe toujours des phénomènes organiques et des phénomènes vitaux; enfin, ils ne connaissent pas une opinion bien influente en matière d'anatomie pathologique, puisque c'est celle d'un homme qui, depuis plus de vingt ans, en fait l'objet presque unique de ses travaux.

« Plus j'étudie l'homme malade, dit M. Cruveilher,
» plus je suis convaincu que tous les désordres fonc
» tionnnels que présentent les lésions organiques les
» plus graves, soit aigues, soit chroniques, peuvent
» également se rencontrer sans ces lésions [1]. »

On me pardonnera, sans doute, les développemens que j'ai donnés à ces considérations, si l'on remarque qu'elles se rattachent directement à la question qui nous occupe. En effet, la plupart des médecins qui nous ont laissé des écrits, fort estimables d'ailleurs, sur la fièvre typhoide, tout en convenant que les symp

[1] *Dict. de Méd. et de Chir. prat.*, tom., II pag. 368.

tômes de cette maladie, par leur nombre, leur diversité et leur gravité, se trouvent hors de toute proportion avec les lésions observées après la mort dans le canal digestif, n'en professent pas moins que ces lésions sont la cause primordiale de tous les désordres qui viennent se rattacher à elle, soit directement, soit par suite des irradiations sympathiques. Ces médecins, parmi lesquels on peut citer les deux auteurs du *Traité de la fièvre entéro mésentérique*, et M. Louis, ne paraissent tenir aucun compte des altérations primitives du sang et du système nerveux; altérations qui existent cependant, bien qu'imparfaitement ou nullement démontrées jusqu'ici.

Cela posé, passons à l'examen et à l'appréciation des lésions dont on peut constater l'existence dans les divers appareils organiques.

---

§ II.

LÉSIONS DES ORGANES QUI SERVENT AUX FONCTIONS DE RELATION.

Plusieurs des symptômes dont l'examen a été fait dans la division du chapitre précédent correspondante à celle ci, trouveraient, sans doute, leur explication dans les altérations du fluide sanguin; et, sous ce rapport, ce serait peut être ici qu'il conviendrait d'en faire l'histoire; mais j'ai jugé plus à propos de la ren voyer là où elle doit être placée dans l'ordre physio logique. Je crois avoir suffisamment insisté sur les altérations qui s'observent à la surface de la peau, pour n'avoir pas besoin d'y revenir encore; d'un autre coté, le tissu cellulaire et les muscles ne nous pré sentant rien de particulier à noter, ou n'étant le siége que de lésions rares et communes à toutes les maladies, je dois me borner à indiquer ici ce qui se rap porte au cerveau et à ses membranes, après avoir dit toutefois un mot de l'état extérieur des cadavres.

1.° *État extérieur.*

Les cadavres des individus qui succombèrent à la fièvre typhoide étaient généralement bien conformés, l'amaigrissement était d'autant plus prononcé, que la maladie avait été plus longue. Ajoutons que, le plus ordinairement, on pouvait constater que la putréfaction était plus avancée que ne semblaient le comporter l'époque de la mort et la température atmosphérique.

2.° *Membranes du cerveau.*

Un épanchement séreux peu abondant (deux à trois petites cuillerées), limpide ou trouble, mélangé de flo cons albumineux ou de fausses membranes, voilà les altérations que l'on rencontre environ une fois sur dix à la surface de l'arochnoide, dont la ténuité et la diaphanéité restent comme dans l'état sain. Viennent ensuite une injection plus ou moins marquée de la pie-mère, qui conserve la fragilité qui lui est naturelle, et la distension des veines cérébrales. La première de ces lésions existait dans un peu moins de la moitié des cas, et la seconde dans la cinquième partie environ.

2.° *Cerveau.*

La substance corticale du cerveau avait, chez la plupart des sujets, une couleur rose; la substance médullaire était aussi plus ou moins injectée dans un grand nombre de cas. Quant à la dimension et à la fermeté de la masse cérébrale, quoiqu'elles offrissent dans quelques cas des anomalies peu notables, elles se trouvaient généralement dans leurs conditions naturelles. Chez un assez grand nombre d'individus, les ventricules latéraux étaient occupés par une quantité variable, mais toujours peu abondante, de sérosité.

Telles sont les altérations que l'autopsie cadavérique fait découvrir dans l'encéphale: il suffit du plus simple examen comparatif, pour établir qu'elles sont insignifiantes, et qu'elles ne sauraient être d'aucune valeur pour expliquer les phénomènes morbides qui s'observent pendant la vie. Il est, en effet, bien avéré que ces altérations se rencontrent dans des proportions égales sur les cadavres des individus enlevés par d'autres maladies aigues dont le siége n'est pas dans le cerveau, et qu'on est fondé, par conséquent, à les considérer comme le résultat de l'agonie et de l'imbibition cadavérique.

Ainsi, dans les données anatomiques, rien ou presque rien pour rendre raison de la somnolence, du délire, et des mouvemens spasmodiques. M. Louis, procédant par voie d'exclusion, attribue le premier de ces symptômes à la lésion que nous aurons bientôt à constater dans l'intestin grêle; et, selon le même auteur, le délire serait sous la dépendance de la lésion intestinale et du mouvement fébrile en même temps. Il est bien vrai que le délire se manifeste le plus souvent avec l'augmentation de la fièvre, mais il ne l'est pas moins, qu'il peut exister avec une fièvre modérée, de même qu'il peut ne pas se montrer avec l'accroissement du mouvement fébrile. Ces cas ne sont pas, sans doute, les plus fréquens, mais ils sont suffi sans pour infirmer l'explication de M. Louis. En supposant que cette explication fût toujours admissible, il resterait encore à donner la raison des mouvemens spasmodiques; et, encore une fois, les altérations anatomiques étant muettes à cet égard, il faut de toute nécessité rapporter ces phénomènes à une altération particulière et inappréciable de la pulpe nerveuse, à une lésion vitale, en d'autres termes.

---

§ III.

LÉSIONS DE L'APPAREIL DIGESTIF.

La membrane muqueuse de l'estomac, de l'œso phage et du pharynx, n'offrant aucune altération propre à la maladie qui nous occupe, j'ai cru, pour ne pas donner à ce Mémoire une étendue inutile, devoir me borner à la mention que j'en ai faite en parlant des symptômes gastriques, et je me propose, dans ce paragraphe, d'appeler particulièrement l'at tention sur les altérations anatomiques qui affectent la dernière portion de l'intestin grêle et les ganglions mésentériques, en donnant à leur description les dé tails que réclament leur importance et leur fréquence presque constante.

1.° *Intestin grêle.*

Cette portion du tube digestif, considérée sous le rapport du volume, ne présente ordinairement rien de particulier ; dans quelques cas cependant, le jejunum et l'iléum se trouvent distendus par des gaz, ce qui prouverait que le gros intestin n'est pas ex clusivement le siége du météorisme, et en même temps que celui-ci n'est pas occasioné par les ulcé rations intestinales, puisqu'on le rencontre plus souvent à une époque de la maladie où ces ulcérations sont rares, superficielles et peu étendues.

La cavité de l'intestin grêle renferme, dans la majorité des cas, une quantité variable de mucus plus ou moins épais et d'une couleur jaunâtre; on y trouve aussi de la bile en abondance : elle est le plus souvent épaisse, visqueuse, d'une teinte roussâtre ou orange, et se rencontre surtout dans les points où la muqueuse présente des plaques rouges.

La membrane muqueuse, considérée dans son ensemble et sous le rapport de sa couleur, est tantôt blanche ou jaune, tantôt rouge ou grise, et cela dans une portion plus ou moins considérable de son étendue. La couleur blanche ou naturelle de cette membrane paraît se rencontrer dans les cas qui se sont terminés rapidement par la mort; il paraîtrait aussi que la couleur jaune n'est que la blanche masquée par la bile; de même que la grise, qui ne s'observe guère que sur les sujets morts long temps après le début de la maladie, semblerait n'être qu'une conséquence, une transformation de la couleur rouge. Cette dernière est, au reste, celle que l'on rencontre le plus souvent : quand elle n'affecte pas toute l'étendue de l'intestin, elle existe toujours dans la portion la plus voisine du cœcum.

Cette membrane conserve tantôt sa consistance normale, tantôt elle est ramollie d'une manière plus ou moins marquée, et dans une étendue plus ou moins considérable. Mais cette lésion doit évidemment être considérée comme secondaire, car, d'un côté, on ne la rencontre pas chez le plus grand nombre des individus qui succombent rapidement, et, en second lieu, elle existe le plus souvent sans la rougeur ou l'épaisseur qui coexistent avec le ramollissement résultant de l'inflammation aiguë des muqueuses.

Il existe, à la surface libre de la muqueuse intestinale, des cryptes ou follicules qui présentent à l'œil nu ou armé d'un microscope un enfoncement alvéolaire à orifice très-étroit, à fonds renflé en ampoule, et faisant saillie dans le tissu cellulaire sous muqueux, au milieu duquel il est logé. Ces follicules sont de deux sortes; les uns, décrits par Brunner [1], sont isolés, non visibles dans l'état naturel; ils sont très nombreux dans le duodenum surtout. Les autres, décrits par Peyer [2], sont réunis ou agminés, comme on le dit encore, et se présentent sous la forme de plaques elliptiques, dont le nombre augmente à mesure que l'on s'approche du gros intestin. C'est dans ces follicules, organes de sécrétion, et peut être aussi d'absorption, que nous allons signaler des altérations anatomiques importantes.

[1] *De Glandulis Duodeni.* — Francofort. 1715.

[2] *De Glandulis Intestinalium.* Amstelod. 1681.

L'on observe assez souvent, à la surface péritonéale de l'intestin, des taches ovales, d'un rouge vineux, existant à l'opposite du mésentère, et d'autant plus nombreuses, qu'elles s'approchent davantage du cœcum. On peut se convaincre, par le toucher, que l'intestin présente plus d'épaisseur dans les points occupés par ces taches, qui ne sont autre chose que l'indice des plaques elliptiques altérées. Ces plaques peuvent être altérées à divers degrés, même sur le même individu, et, dans ce dernier cas, l'altération la plus profonde et la plus avancée s'observe toujours sur celles qui sont le plus voisines du cœcum. La marche de cette altération ne se fait pas d'une manière simultanée, mais bien d'une manière progressive, du cœcum vers le duodenum, et ce qui le prouve, c'est que presque jamais, entre les plaques altérées, on n'en rencontre aucune qui soit dans l'état naturel. En procédant en sens inverse de la lésion anatomique, c'est à dire du duodenum vers le cœcum, voici ce que l'on observe :

Des plaques légèrement tuméfiées et d'une couleur pâle ou rosée; elles deviennent ensuite de plus en plus nombreuses, plus saillantes et plus rouges, les points grisâtres qui indiquent les orifices des follicules n'existent plus, et la membrane muqueuse présente dans ces points un peu de ramollissement, tandis qu'elle reste saine au pourtour. Les plaques qui viennent ensuite offrent une surface grenue, mamelonnée, sur laquelle on aperçoit des orifices béans en plus ou moins grand nombre ; de telle sorte que, jusqu'ici, la lésion anatomique semble consister seulement dans le développement plus marqué des cryptes, et dans l'épaississement du tissu cellulaire sous jacent. A mesure qu'on avance, les plaques sont plus larges, plus rouges ; les orifices des cryptes qui les forment ne sont plus distincts ; on ne peut plus enlever, par traction, la membrane muqueuse qui les recouvre ; enfin, vers la fin de l'iléum, plus larges encore et confusément réunies, elles sont le siége de véritables ulcérations partielles ou totales, qui, selon qu'elles sont superficielles ou profondes, ont érodé plus ou moins complètement la membrane muqueuse. Dans quelques cas, elles sont si nombreuses et si rapprochées, qu'on n'aperçoit plus de traces des valvules conniventes, et que la valvule iléo cœcale elle même paraît partiellement ou entièrement détruite.

Le tissu cellulaire sous muqueux est tantôt rouge et épaissi seulement ; tantôt, si l'altération est plus avancée, sa destruction est complète, et le fond de l'ulcération est occupé par la tunique musculeuse, boursoufflée et rouge. Dans d'autres cas, cette dernière membrane est détruite elle même, et l'on voit que le péritoine s'opposait seul à une perforation de l'intestin : accident qui a lieu assez souvent dans la fièvre typhoïde, et qui est rapidement suivi de la mort. M. Louis l'a observé 8 fois sur 46 individus.

La forme des ulcérations présente de nombreuses variétés : tantôt, et le plus souvent, elles sont régulières, arrondies ou ovales ; tantôt leur pourtour est anguleux, dentelé ; et leurs bords, au lieu d'être coupés perpendiculairement, le sont en dédolant ; ou bien encore, ils présentent des lambeaux inégaux et décollés dans une certaine largeur. Chez les individus qui n'ont pas été emportés avant le trente septième jour ou le quarantième, il n'est pas rare de rencontrer la surface de certaines ulcérations déprimée et couverte d'une pellicule mince, transparente, qui se continue avec le tissu cellulaire sous muqueux. c'est là une particularité qui indique évidemment un travail de cicatrisation. Ce travail réparateur ne commence pas sur plusieurs ulcérations à la fois, mais bien sur celles qui sont le plus voisines du cœcum : nouvelle preuve que celles ci ont commencé les premières.

M. Bretonneau a prétendu que les follicules étaient toujours altérés au même degré dans toute l'étendue du tube digestif. Dans les nombreuses observations que j'ai consultées, dans les nécropsies auxquelles j'ai assisté ou que j'ai faites moi même, je n'ai pas trouvé un seul fait à l'appui de cette assertion du médecin de Tours, tandis que tous viennent confirmer ce que j'ai avancé sur la marche de l'altération. Parmi ces faits, je citerai seulement le suivant, comme le plus concluant.

Sur le canal intestinal d'un individu qui avait succombé à la fièvre typhoïde, et qui fut présenté à la Société Anatomique, dans une de ses séances de l'année 1832, il nous fut facile de constater tous les caractères assignés à cette maladie, depuis le point noir qui précède la tuméfaction des follicules jusqu'à l'ulcération large et profonde qui succède à la destruction de la muqueuse; de manière que le commencement du jejunum présentait seulement quelques cryptes disséminées et à peine engorgées, tandis que la fin de l'iléum, la valvule iléo cœcale et une portion du cœcum, n'offraient plus qu'une série d'ulcères continus par leurs bords.

M. Louis décrit une seconde forme d'altération des plaques de Peyer, qui diffère de la première par l'absence d'ulcération, et qui consiste dans l'épaississement et l'induration du tissu cellulaire sous muqueux. Cette forme indurée des plaques folliculaires s'observe plus particulièrement sur les sujets qui ont succombé du huitième au quinzième jour, et sa fréquence diminue ensuite en raison de la prolongation de la maladie; en sorte qu'on pourrait la considérer comme précédant la forme ramollie et ulcérée dans quelques cas, et dans d'autres, comme coexistant avec elle et faisant partie de la lésion anatomique : car, qu'il y ait ulcération ou induration isolée ou simultanée de la surface des plaques elliptiques, le tissu sous jacent présente, dans tous les cas, une altération notable; et ce fait est digne d'attention, puisque, dans les inflammations ordinaires des membranes muqueuses, le tissu cellulaire sous jacent ne participe nullement à cette altération.

Les cryptes isolées, ou glandes de Brunner, participent aux mêmes lésions; seulement elles sont moins souvent ulcérées que les follicules agminés. On les trouve ordinairement arrondies ou aplaties, d'une couleur blanche ou roussâtre; quelquefois aussi elles sont rouges. Milliaires d'abord, elles deviennent de plus en plus volumineuses en s'approchant du cœcum; et si elles sont ulcérées, ce n'est que dans le voisinage de ce dernier intestin. Au dessous de ces cryptes, le tissu cellulaire est toujours plus ou moins altéré.

Les altérations anatomiques que je viens de décrire ont existé, à divers degrés, mais sans aucune exception, chez les sujets de 74 observations qui ont servi à mes recherches à cet égard. Leur nature et leur existence constante une fois bien constatées, examinons si on les rencontre chez les individus qui ont succombé à d'autres maladies.

Sur 83 sujets morts de maladies aigues diverses, M. Louis a rencontré, dans des proportions à peu près égales que dans la fièvre typhoide, les altérations de l'intestin autres que celles qui affectent les plaques elliptiques, mais aucun ne lui a offert un seul exemple de ces dernières. Chez 5 individus seulement, dont

3 succombèrent à la scarlatine, il a trouvé les cryptes de Brunner développées vers la dernière partie de l'iléum.

Voulant donner à ces recherches comparatives plus d'étendue, et, par suite, plus de valeur, j'ai analysé les détails nécroscopiques de 51 observations contenues dans les bulletins de la Société Anatomique. J'ai constaté, dans plusieurs cas, des traces d'inflammation et de petites ulcérations dans le colon transverse; et, dans un seulement, des altérations relatives aux plaques de Peyer. Ce fait étant plutôt confirmatif que négatif, je vais le rapporter ici sommairement.

Il est relatif à une jeune orpheline, dont le cerveau fut présenté à la Société à cause des anomalies remarquables qu'offrait son organisation. Tous les viscères ayant été examinés avec soin, on constata que *les follicules du duodenum étaient saillans, d'un rouge livide; qu'il existait des ulcérations sur la valvule iléo-cœcale, et que les ganglions mésentériques étaient plus volumineux que dans l'état naturel.* L'auteur de cette observation, M. Combette, dit que cette fille était depuis long-temps souffrante; que, deux mois avant sa mort, lorsqu'il eut occasion de l'observer, elle était dans un état de stupeur et de prostration bien prononcé, et que tous ces symptômes, auxquels il se joignit bientôt des douleurs de ventre et du dévoiement, allèrent en augmentant. Malgré que les détails symptomatologiques ne soient pas bien complets, on peut voir que cette orpheline, ayant présenté pendant la vie quelques symptômes de la fièvre typhoïde, on dut également constater, après la mort, les lésions propres à cette maladie, bien que l'autopsie n'eût pas été faite dans ce but.

Des considérations que je viens d'exposer, il résulte, de la manière la plus évidente, que les lésions anatomiques signalées dans l'appareil folliculaire de l'intestin grêle appartiennent exclusivement à la fièvre typhoïde. Que ces lésions soient primitives et le point de départ de tous les symptômes, ou bien qu'elles soient sous la dépendance d'une altération particulière des fluides de l'économie, il n'en est pas moins important de les constater.

2.° *Gros intestin.*

On le trouve généralement plus volumineux que l'intestin grêle, et c'est surtout le colon ascendant et transverse qui, habituellement distendu par des gaz, acquiert un développement énorme, par suite duquel les autres viscères se trouvent refoulés et plus ou moins gênés dans leur action. Il est digne de remarque que les parois du colon, malgré la distension qu'elles ont éprouvée, ne se trouvent nullement amincies; que bien souvent, au contraire, leur épais sissement coexiste avec le météorisme : circonstance bien suffisante pour ne pas faire attribuer celui ci à un effet cadavérique.

Je n'insisterai pas sur les matières contenues dans le gros intestin, sur les colorations diverses et sur le ramollissement de sa membrane muqueuse ; ces particularités sont à peu près analogues à celles qui ont été notées pour l'intestin grêle, et elles n'ont pas plus d'importance que ces dernières, puisqu'elles se rencontrent chez des sujets morts d'autres maladies. Je rappellerai seulement ici ce que j'ai déjà mentionné en parlant du météorisme, savoir : que ce symptôme ne s'explique par aucune des lésions anatomiques dont on peut constater l'existence.

La seule altération qu'il soit utile de signaler dans l'examen du gros intestin, c'est l'existence des plaques elliptiques indurées. Semblables à celles qui existent dans l'intestin grêle, mais moins nombreuses, moins rapprochées, leur siége le plus ordinaire est le cœcum et la portion ascendante du colon. On en trouve, mais plus rarement, dans les portions transverse et descendante de cet intestin.

On rencontre aussi des ulcérations sur la muqueuse du gros intestin ; mais elles diffèrent de celles de l'intestin grêle, en ce qu'elles sont moins larges, plus superficielles, et en bien plus petit nombre. Si elles ont leur siége sur les cryptes isolées, ce qui est au moins douteux quand celles ci ne sont pas saillantes, il faut admettre aussi qu'elles peuvent affecter les intervalles qui les séparent. Au reste, cette altération n'a rien de particulier; elle se rencontre, de même que le ramollissement et les diverses colorations de la muqueuse, chez les sujets qui ont succombé à d'autres maladies; et, je le répète, les plaques indurées constituent la seule lésion du gros intestin qui soit propre à la fièvre typhoïde.

3.° *Glandes mésentériques.*

Les altérations de ces glandes sont aussi constantes que celles des plaques elliptiques de l'intestin, et elles se développent aussi en suivant la même marche, c'est à dire qu'on les trouve seulement engorgées, et plus ou moins rouges dans les premières portions du mésentère, et qu'à mesure qu'on les examine plus près du cœcum, leur degré de désorganisation est plus avancé, de même que celui des follicules auxqu'elles elles correspondent. Elles présentent alors une teinte rouge, violacée; leur tissu est dense et crie sous le scalpel; mais, après avoir incisé celles qui sont situées vis à vis les plaques dont l'ulcération est avancée, on découvre dans leur intérieur de petits foyers de matière purulente, jaunâtre et épaisse; quelquefois même, la substance de ces glandes, totalement envahie par la suppuration, se trouve particl lement détruite, et elles se présentent alors sous la forme d'un kyste purulent à parois amincies.

Lorsque, par suite du travail réparateur de la nature, les plaques ulcérées commencent à se cicatriser, les glandes mésentériques suivent aussi cette marche rétrograde, et on les voit alors moins volumineuses, moins ramollies, et moins foncées en couleur; en sorte que, dans tous les cas, l'état de ces glandes correspond assez exactement à l'état des follicules agminés, et que, d'après leur inspection, on pourrait presque indiquer le degré d'altération que l'on va rencontrer après avoir ouvert l'intestin. Il est vrai de dire, cependant, que l'on rencontre quelques exceptions à cette loi; mais elles sont rares. Ainsi, M. Louis ne cite que 4 cas dans lesquels il a rencontré les glandes mésentériques faiblement alterées, la membrane muqueuse étant saine. Dans 10 cas aussi, dont ces 4 derniers font partie, ces glandes ont été trouvées légèrement altérées, et elles correspondaient à des plaques elliptiques saines. Malgré ces cas exceptionnels, je crois qu'on est fondé à établir que les altérations des glandes mésentériques sont sous la dépendance de celles qui affectent les plaques elliptiques de l'iléum.

Sur les 74 individus dont les observations m'ont servi à rechercher les lésions de l'appareil digestif, je n'ai trouvé que 2 cas dans lesquels il n'est pas fait mention des glandes mésentériques; et comme, d'ailleurs, on ne dit pas qu'elles étaient saines, il y a tout lieu de penser qu'il ne s'agit que d'une omission dans leur examen.

Sur les 83 sujets morts d'autres maladies aiguës, M. Louis a trouvé 6 fois les glandes dont il s'agit, rouges, volumineuses, et une fois seulement un peu ramollies. Mais ces altérations, peu fréquentes, ne sont d'ailleurs nullement comparables à celles que l'on observe chez les sujets enlevés par l'affection typhoïde.

Les glandes du mésocolon subissent aussi des altérations de la même nature, mais moins prononcées et dans de moindres proportions; ce qui doit être, d'après ce que nous savons déjà, des altérations qui ont leur siége dans le gros intestin. M. Louis a trouvé ces glandes plus ou moins considérablement altérées chez 14 des 18 sujets sur lesquels il a fait des recherches à cet égard.

---

§ IV.

LÉSIONS DE L'APPAREIL CIRCULATOIRE

1.° *Cœur.*

En faisant abstraction des cas dans lesquels la consistance du cœur paraissait moindre que dans l'état naturel, M. Louis a trouvé 17 fois cet organe évidemment ramolli, chez les 46 sujets qui ont servi à ses recherches. Borné aux cavités gauches dans 2 cas, ce ramollissement était général et très prononcé dans tous les autres.

La surface du cœur était généralement décolorée, ou d'une couleur violacée ; son tissu présentait une flaccidité remarquable, et se laissait déchirer avec la plus grande facilité. Quand on l'incisait, on s'apercevait qu'il était sec et aride, au lieu de présenter un aspect humide, comme dans l'état naturel ; son volume ne paraissait ni augmenté ni diminué. La membrane interne des ventricules et des oreillettes était d'un rouge violet, et cette couleur paraissait être le résultat de l'imbibition sanguine cadavérique. Dans presque tous les cas, les parois des ventricules, et surtout du ventricule gauche, en même temps qu'elles étaient ramollies, présentaient une épaisseur moindre · disposition qu'il faut nécessairement rapporter à un état morbide, puisqu'elle ne se rencontrait qu'avec le ramollissement. La fréquence et la profondeur du ramollissement étaient d'autant plus considérables, que la mort avait été plus prompte ; et la rapidité avec laquelle se produit une lésion aussi profonde, suppose l'action d'une cause bien énergique.

M. Louis, cherchant à établir une relation entre l'état du cœur et les caractères du pouls, a cru pouvoir rapporter au ramollissement de cet organe la petitesse, l'irrégularité et l'intermittence des pulsations artérielles ; car, sur 17 malades dont le pouls présenta ces caractères, 11 avaient le cœur profondément ramolli ; et comme il pourrait bien se faire que la diminution de consistance fût réellement un commencement de ramollissement, la proportion indiquée serait plus considérable, si les cas dans lesquels le cœur fut trouvé moins consistant n'avaient été retranchés dans la crainte de commettre une erreur.

Cette altération de l'organe central de la circulation a été constatée par des expériences sur les animaux. M. Gendrin rapporte qu'ayant injecté dans le tissu cellulaire de l'aine d'un chat, une once de sang provenant d'un individu qu'il soignait d'une fièvre dite putride, il observa chez cet animal des vomissemens jaunes, puis verdâtres; de la dyspnée, un pouls fréquent, petit, irrégulier ; une langue sèche et brune, une prostration de plus en plus grande, et vers la fin quelques mouvemens convulsifs. La mort arriva six heures cinquante minutes après l'injection ; et, à part d'autres lésions trouvées à l'autopsie, et qu'il est inutile de mentionner ici, le cœur était flasque et mou. Du sang fourni par une épistaxis survenue chez le même malade, fut injecté dans la veine crurale d'un chien, qui présenta absolument les mêmes phénomènes.

Quoique le ramollissement du cœur n'appartienne pas exclusivement à la fièvre typhoide, il est certain cependant qu'il se rencontre bien plus souvent dans cette maladie, puisqu'il n'a existé que chez la sixième partie des individus morts d'autres affections aigues, et sous ce rapport cette altération mérite d'être constatée.

2.° *État du sang.*

Le sang retiré de la veine pendant la durée de la fièvre typhoide présente rarement une couenne, et lorsqu'elle existe, elle est molle, grisâtre, peu épaisse, au lieu de présenter les caractères qu'on lui connaît dans les maladies qui sont franchement inflammatoires.

La séparation du sérum se fait d'une manière lente et incomplète; le caillot, loin d'offrir cette densité et ce retrait qui le caractérisent dans les affections inflammatoires, est diffluent et noirâtre. Cette fluidité du sang dans les maladies asthéniques et adynamiques a été constatée par des auteurs anciens, tels que Morgagni, Stoll, Pringle, Huxham, et, de nos jours, particulièrement par MM. Piorry et Bouillaud. Stoll s'exprime ainsi à ce sujet: « *Sanguis phlebotomiâ fortè emissus, dissolutus, intensè ruber, nigrescens, crustâ viridi, mucosâ, plumbeâ tectus*[1]. » D'après M. Gendrin, le caillot sanguin présente un sédiment noirâ

[1] Stoll, *Aphor. de cognoscend. et curand. Febr.* p. 96.

tre et pulvérulent dans les maladies qui ont un caractère de malignité. Dans 3 cas de fièvre typhoïde, j'ai la certitude d'avoir constaté cette dernière particularité, qui, d'après l'observateur que j'ai cité, ne se rencontre jamais dans les inflammations simples.

Il est à regretter que M. Lecanu, à qui la science est redevable de si importantes connaissances sur la composition du sang humain, n'ait fait ses recherches que dans l'état de santé. Il paraîtrait cependant que, d'après quelques faits isolés, ce chimiste distingué est porté à penser que les globules se trouvent en plus grande proportion dans les maladies inflammatoires, tandis que le contraire a lieu dans les affections putrides, adynamiques.

Huxham prétend que, dans les fièvres dites putrides, il a trouvé au sang retiré de la veine une odeur réellement putride.

Quelques opinions ont été émises relativement à la soustraction ou à la diminution des élémens chimiques du sang. Ainsi, d'après Reid Clanny, l'acide carbonique serait en défaut dans la fièvre typhoïde; et de là, sans doute, l'usage des eaux gazeuses conseillé dans cette maladie. D'après les docteurs Stevens et Turner, la couleur plus ou moins noire du sang dépendrait de la disparition plus ou moins complète de ses principes salins. Mais les faits sur lesquels reposent les opinions de ces observateurs sont trop peu nombreux, et demandent à être vérifiés de nouveau.

Si l'on peut révoquer en doute l'influence de l'innervation sur la circulation du sang dans les gros vaisseaux, il n'en est pas de même lorsque ce fluide est directement en contact avec les organes dans les vaisseaux capillaires. Il est évident que, dans ce dernier état, l'influx nerveux lui est absolument nécessaire, et que l'impulsion plus ou moins considérable qu'il en reçoit doit faire varier les phénomènes que présentent les maladies. Je dirai, à cet égard, que Lobstein considère l'excès d'innervation, comme cause des maladies inflammatoires, et sa perversion, comme la condition propre au développement des fièvres dites malignes.

Le sang que l'on rencontre, après la mort, dans les cavités du cœur, est en rapport avec les qualités de cet organe; c'est à dire que, lorsque ses parois conservent leur consistance naturelle, on rencontre des concrétions fibrineuses denses et adhérentes aux colonnes charnues; tandis que, lorsque le cœur est ramolli, ses cavités ne contiennent que des caillots mollasses, ou seulement quelques gouttes de sang noirâtre mêlé de bulles d'air. Sans qu'on puisse l'affirmer rigoureusement, la corrélation assez exacte qui existe entre ces deux états, fait fortement présumer qu'ils tiennent à la même cause.

Voilà, dans l'état actuel de nos connaissances, les données que l'on peut retirer de l'état du sang dans la maladie qui nous occupe.

§ V.

LÉSIONS DE L'APPAREIL RESPIRATOIRE.

1.° *Poumons.*

Chez le plus grand nombre des sujets, ces organes étaient plus ou moins profondément altérés; souvent leur tissu était d'une couleur rouge violacée, et présentait çà et là des plaques larges à l'extérieur, arrondies à l'intérieur, et qui occupaient surtout les lobes inférieurs.

Dans 19 cas, les poumons ont offert à M. Louis un état qu'il a décrit sous le nom de carnification. Leur parenchyme, entièrement privé d'air, était brunâtre, dense, et gagnait le fond de l'eau. Si on l'incisait, la surface divisée se couvrait d'une couche de liquide rouge, ne contenant point d'air; après avoir abstergé cette couche, la pression en faisait reparaître une nouvelle, et quand on avait renouvelé plusieurs fois cette opération, en examinant plus particulièrement le tissu altéré, on s'apercevait qu'il était rouge, résistant, et ne conservait aucune apparence de la structure du poumon, malgré que l'on pût, dans quelques cas, y distinguer les orifices béans des vaisseaux sanguins.

Cette altération ne ressemblait en rien à l'hépatisation, qui est le résultat de l'inflammation du tissu pulmonaire ; elle pouvait, au reste, se rencontrer en même temps que cette dernière, qu'il était toujours facile de distinguer par l'aspect grenu qui lui est propre, et par son siége vers le sommet des poumons ; tandis que le tissu carnifié ou splénisé se trouvait toujours vers les parties déclives.

Chez 17 sujets, les poumons étaient enflammés au premier ou au second degré, mais presque toujours cette inflammation était peu étendue; 7 d'entre eux présentaient en même temps la splénisation du tissu pulmonaire.

La membrane muqueuse du larynx, de la trachée artère et des bronches, ne nous présentant que des altérations peu importantes et communes à d'autres maladies, je ne m'y arrêterai pas ; je dirai seulement, pour ce qui concerne les bronches, qu'elles étaient assez habituellement remplies d'un mucus léger d'un rouge clair, et que leur membrane muqueuse était, dans un assez bon nombre de cas, d'un rouge vif, surtout à l'origine des tuyaux bronchiques. Ces altérations peuvent bien rendre raison des symptômes qui ont été indiqués.

2.° *Épiglotte.*

M. Louis est le premier qui a appelé l'attention sur les altérations de ce fibro cartilage. Il fait remarquer que la forme carrée, et non arrondie, de l'épi glotte, disposition regardée ordinairement comme congénitale, et que l'on rencontre quelquefois sur les cadavres, pourrait bien être la suite d'une véritable destruction chez les sujets qui auraient été atteints de la fièvre typhoïde. Mais, à part cette déformation, il a trouvé l'épiglotte rouge, enflammée, épaissie, et partiellement détruite à son sommet ou sur ses côtés, chez 7 sujets. Chez 3 d'entre eux, ces altérations existaient en même temps que des ulcérations du pharynx ou de l'œsophage.

D'après l'extrême rareté de cette lésion chez les sujets qui ont succombé à d'autres maladies aiguës, même à des maladies de l'organe pulmonaire, dans lesquelles il semblerait qu'elle doit se rencontrer plus particulièrement, M. Louis la considère comme un caractère anatomique assez important : « A ce point, dit il, que cette lésion, observée chez un sujet qui aurait succombé à une maladie aigue, annoncerait d'une manière presque certaine, sans aller plus loin, que l'affection est une fièvre typhoïde [1] ».

[1] Ouvrage cité, tom. I, p. 355.

§ VI.

LÉSIONS DES ORGANES SÉCRÉTEURS.

Le volume du foie n'a présenté rien de particulier à M. Louis ; mais il l'a trouvé profondément ramolli chez la moitié des sujets. En même temps qu'il présentait cette altération, cet organe était pâle; sa section était aride et sèche, au lieu d'être humide; enfin, lorsque le ramollissement existait à son plus haut degré, le tissu du foie était friable, et se laissait pénétrer par le doigt sans présenter la moindre résistance. Cette altération, qui ne peut être considérée comme inflammatoire, existait plus fréquemment chez les sujets morts d'affection typhoide que chez ceux qui avaient été emportés par d'autres maladies.

Les reins ont aussi été trouvés ramollis, mais moins souvent que le foie, puisque cette altération n'a été signalée que chez la sixième partie des individus.

Des deux cas d'engorgement parotidien observés par M. Louis, l'un avait son siége dans le tissu cellulaire, et se termina par suppuration; l'autre affectait la glande elle même, qui était doublée de volume, d'une couleur alternativement jaune et rouge brun. Dans le milieu de cet organe, on observait de petits foyers purulens ; et là où ceux ci n'existaient pas, les granulations étaient séparées par un tissu cellulaire épais et d'une couleur rouge foncée. J'ai observé des lésions absolument semblables chez deux des individus qui eurent un engorgement parotidien, et qui succombèrent ; chez le troisième, la maladie, quoique grave, se termina par la guérison.

Rate.

L'incertitude qui règne sur les fonctions de la rate ne m'ayant pas permis d'examiner ses altérations dan les divisions précédentes, et ne voulant pas les passer sous silence, je vais les indiquer sommairement en terminant ce chapitre.

Sur les 46 sujets observés par M. Louis, 4 seulement ne présentèrent aucune altération de la rate. Chez 10, son volume était naturel, ou moins que doublé ; chez 19, il était doublé, ou au delà ; enfin, chez 17, il était quatre et cinq fois plus considérable que dans l'état naturel.

La rate était ramollie à divers degrés chez 34 sujets ; ceux qui ne furent emportés qu'après 30 jours de maladie, n'offrirent aucun exemple de cette altération, qui était d'autant plus prononcée, que la mort était survenue plus rapidement. Lorsque le ramollissement était extrême, le tissu de la rate était presque complètement réduit en putrilage.

L'intégrité des membranes de la rate, l'absence de pus dans son tissu, ne permettent pas d'attribuer ces altérations à une véritable inflammation. D'un autre côté, leur existence moins fréquente, leur degré moins prononcé, et leur manifestation à une époque plus avancée dans les autres maladies aiguës-fébriles : voilà des circonstances qui doivent faire considérer l'augmentation de volume et le ramollissement de la rate, comme des lésions anatomiques caractéristiques dans la fièvre typhoïde.

RÉSUMÉ ET CONCLUSIONS.

I.

Parmi les conditions au milieu desquelles se développe la fièvre typhoïde, j'ai particulièrement signalé celles qui se rencontrent dans les changemens d'habitudes. Je crois avoir suffisamment démontré qu'une nourriture insuffisante ou malsaine, l'habitation dans des lieux mal aérés, la respiration d'un air vicié par l'entassement des individus, avaient la plus grande part à la production de cette maladie. Il suffit du plus simple examen, pour voir que ces causes sont essentiellement affaiblissantes : or, comment admettre que des influences de cette nature puissent donner lieu à une maladie d'une nature toute différente, à une affection purement et franchement inflammatoire? comment leur refuser une action spéciale et toujours identique? comment ne pas reconnaître qu'elles ont pour résultat inévitable de fournir à la nutrition des matériaux incomplets ou nuisibles? comment, enfin, puisque c'est dans ces matériaux que le sang puise les élémens qui le composent, et qu'il doit reporter dans tous les organes dont il est à la fois le produit et la source; comment, dis je, ne pas admettre que ce fluide doit nécessairement être altéré?

L'on peut objecter que la maladie qui nous occupe ne survient pas constamment au milieu des conditions hygiéniques précitées; mais, d'abord, il s'agit de ne pas confondre les états adynamique et ataxique qui se manifestent, comme complications, dans diverses maladies, et qui, par cela même, ne constituent pas la fièvre typhoïde, ainsi que je le prouverai bientôt. En second lieu, je n'ai pas prétendu que ces influences étaient les seules causes de l'altération primitive qui détermine les désordres caractéristiques de cette affection; j'ai dit seulement qu'elles étaient les plus fréquentes et les mieux connues. Il est certain que la fièvre typhoïde peut se développer sans elles; et alors il s'agit de savoir si cet individu, bien nourri, bien vêtu, ne travaillant pas avec excès, ayant les mêmes habitudes depuis plusieurs années, et chez lequel pourtant vient d'éclater cette maladie; il s'agit, dis je, de savoir si cet individu n'est pas tourmenté, depuis plus ou moins long temps, par des peines morales; si sa santé n'a pas été dérangée par des maladies antérieures; si, enfin, il ne se trouve pas dans une prédisposition maladive, par le fait seul de son idio syncrasie, et de certains états inappréciables des solides ou des fluides de son économie.

II.

Si nous cherchons à résumer l'ensemble des symp tômes, et à les embrasser, en quelque sorte, d'un seul coup d'œil, nous voyons que leur manifestation simultanée ou successive, que leur multiplicité, vien nent d'abord fixer l'attention, et démontrer, de la manière la plus formelle, que toutes les fonctions physiologiques se trouvent plus ou moins perverties, et que, par conséquent, il s'agit réellement d'une af fection générale, d'une maladie *totius substantiæ*, comme on le disait autrefois. Nous voyons ensuite que les désordres des fonctions digestives, malgré qu'ils soient à peu près constans, ne sont ni aussi graves, ni aussi caractéristiques que ceux qui se rapportent aux fonctions de relation. Je sais bien que ces derniers se manifestent dans d'autres maladies;

mais, ainsi que je le disais tout à l'heure, ils constituent ici une complication, tandis qu'ils se développent comme une conséquence inévitable, dans la maladie qu'il convient de désigner aujourd'hui sous le nom de *fièvre typhoïde*. Quelques exemples rendront ma pensée plus évidente.

Un individu, après avoir eu de l'inappétence et du dégoût pendant quelques jours, éprouve des douleurs à l'épigastre et à la région ombilicale; il a des nausées, des vomissemens; la langue est rouge, sèche, pointue; la peau chaude, le pouls large et fréquent. Ces symptômes persistent en augmentant d'intensité pendant cinq, six, huit, dix jours. Au bout de ce temps, soit que la maladie ait été abandonnée à elle même, soit qu'on n'ait dirigé contre elle qu'un traitement irrationnel ou insuffisant, les forces se dépriment, la prostration se prononce de plus en plus, le pouls devient faible et irrégulier, la peau sèche et aride; la langue et les dents sont noirâtres et fuligineuses; il survient de la somnolence, du délire, des soubresauts des tendons, des pétéchies, de la diarrhée, du météorisme. Comment convient il de désigner cet état morbide? Faudra t il dire qu'il s'agit d'une fièvre typhoïde, parce que l'on a observé certains désordres fonctionnels propres à cette maladie? Non, sans doute; l'on a eu affaire à une gastro entérite qui s'est compliquée d'adynamie et d'ataxie.

Une pneumonie se déclare ; elle marche franchement pendant trois ou quatre jours. Au bout de ce temps, ou dès son début même, si l'on veut, les symptômes qui lui sont propres existent avec la prostration des forces, la dépressibilité, l'irrégularité du pouls ; il se manifeste de l'assoupissement, de la diarrhée, des fuliginosités sur la langue et sur les dents, des pétéchies. Sera t on fondé à dire qu'il existe une fièvre typhoïde ? Non, certainement. Il s'agit seulement d'une pneumonie compliquée de symptômes adynamiques : à plus forte raison, ne devra t on pas donner ce nom à la maladie, si cette complication ne survient qu'alors que la phlegmasie pulmonaire sera passée au troisième degré.

Pendant la durée de la grippe, un paysan, souffrant et enrhumé depuis plusieurs jours, labourait encore dans un terrain humide, lorsqu'il fut pris de frissons et d'une violente douleur de côté. Appelé auprès de lui douze heures après l'invasion, je le trouvai dans un état de prostration extrême : le pouls était faible, intermittent ; la langue et les dents desséchées et noires, au point que je m'informai si quelques substances de cette couleur n'avaient pas été placées dans la bouche. Cet état, qui m'empêcha de mettre en usage le traitement des phlegmasies pulmonaires ordinaires, alla toujours en s'aggravant. Trois jours avant la mort, qui arriva le septième jour, il y eut de la diarrhée, du météorisme, des soubresauts dans les tendons; mais je n'eus jamais l'idée que j'avais affaire à une fièvre typhoïde.

Ce que je dis de la gastro entérite et de la pneumonie, je pourrais le dire également des autres phlegmasies qui, dès leur début, ou à une époque plus éloignée, peuvent se compliquer d'adynamie ou d'ataxie, ou bien de ces deux états en même temps. Mais quelles sont les conditions qui amènent cette complication, et surtout l'état adynanique? L'on sait que Duhamel est parvenu à développer, chez les animaux, des maladies putrides et gangreneuses, en leur inoculant du sang provenant d'autres animaux qui avaient été surmenés. Ces expériences et l'analogie prouveraient que le mouvement fébrile prolongé est une cause d'altération pour le sang; et ce serait alors, par suite de cette altération, que se manifesterait l'adynamie. Il y aurait donc ce rapprochement entre la fièvre typhoïde et la complication adynamique, que l'une et l'autre tiendraient à la même cause; mais il y aurait en même temps cette différence, que dans l'une cette cause serait primitive, tandis que dans l'autre elle serait consécutive; et cette circonstance suffit, à mon avis, pour démontrer que l'ensemble des symptômes observés dans la fièvre typhoïde, que surtout leur manifestation d'emblée en quelque sorte, et non précédée de lésion locale, constituent réellement une maladie particulière.

Mais, dira t on, l'état ataxo adynamique ne se manifeste que consécutivement aux ulcérations des plaques elliptiques de l'iléum ; alors le produit de ces ulcérations étant résorbé et transporté dans le torrent circulatoire, il se passe ici ce qui a lieu dans la phlébite : il y a infection purulente du sang, et, par suite, apparition de ces symptômes graves, qui ne peuvent, par conséquent, être considérés que comme une complication des lésions intestinales. Cette objection serait d'une grande valeur pour décider la question, si, en effet, la fièvre typhoide s'annonçait uniquement par des dérangemens des fonctions digestives ; mais il est loin d'en être ainsi : dans l'immense majorité des cas, au contraire, les douleurs abdominales, la diarrhée, les divers états de la langue, etc., sont précédés de malaise, de frissons, de céphalalgie, d'une lenteur remarquable dans l'exercice des fonctions intellectuelles, d'une débilité et d'une prostration toujours plus marquées que dans toute autre affection ; ou bien ces deux ordres de symptômes se manifestent simultanément, et marchent ensemble en augmentant d'intensité, et en s'influençant, sans doute, réciproquement. Il est des cas, enfin, où l'état ataxo adynamique a existé, malgré que les fonctions digestives n'aient pas présenté des désordres sensibles ; malgré qu'à l'autopsie cadavérique les ulcérations aient fait défaut, et qu'on ait trouvé seulement les follicules engorgés et indurés, ou même exempts de toute altération appréciable, comme cela se voit dans des cas excessivement rares, à la vérité. L'on conçoit qu'alors il faut de toute nécessité remonter à une autre cause, et qu'un état anormal du sang peut seul déterminer ces symptômes généraux qui, peu marqués d'abord, se transforment successivement en ces redoutables accidens qui font toute la gravité de la maladie, et dont ils ne sont, pour ainsi dire, que le prélude ou le premier degré.

L'on peut objecter encore que l'altération du sang n'ayant pas été rigoureusement démontrée, ne saurait fournir qu'une explication hypothétique des phénomènes morbides; mais l'évolution et la succession de ces phénomènes, leur multiplicité, leur intensité, qui n'est nullement en rapport avec les lésions cadavériques: voilà des circonstances qui prouvent bien la réalité de cette altération; sans doute, elle nous est encore peu connue dans sa nature, mais ce n'est pas une raison pour la nier; sans doute, l'induction seule nous la fait admettre; mais je ne vois pas pourquoi nous, médecins, dont les observations portent sur des sujets si complexes et si variables, dédaignerions cette voie, puisqu'elle a conduit les savans à la découverte de certaines vérités qui sont aujourd'hui du domaine des sciences exactes. Et, d'ailleurs, cet aspect particulier du sang retiré de la veine, les épistaxis, les pétéchies, n'équivalent ils pas à une démonstration positive?

III.

Si l'examen des causes et des symptômes assignés à la fièvre typhoïde nous a démontré son existence comme unité pathologique, les données fournies par les lésions cadavériques ne seront pas moins positives. Que conclure, en effet, de ces altérations dont l'appareil folliculaire est presque exclusivement le siége, si ce n'est qu'elles sont d'une nature toute spéciale, et ne peuvent être produites que par une cause de la même nature? Si nous n'avions égard qu'aux faits qui ont servi de base à ce travail, nous dirions que ces altérations anatomiques sont constantes; mais on a cité des observations bien complètes sous le rapport des symptômes, dans lesquelles cependant les follicules intestinaux étaient sains; alors nous regarderons ces altérations comme résultat, et non comme point de départ de la maladie; comme un caractère anatomique des plus constans, mais non absolument indispensable à l'existence de la fièvre typhoïde. Nous avons, au reste, d'autres maladies bien moins complexes que celle qui nous occupe, et dont la réalité n'est pas révoquée en doute, parce qu'elles manquent de certains phénomènes dont elles s'accompagnent le plus ordinairement : l'absence des engorgemens et des ulcérations des ganglions cervicaux, ou celle des ulcères de la muqueuse buccale, par exemple, n'empêcheront pas de diagnostiquer les scrofules ou le scorbut, si ces affections se dévoilent par d'autres signes qui, par leur réunion, acquièrent une valeur pathognomonique. Il pourrait bien se faire, d'ailleurs, que les altérations signalées dans les follicules de l'intestin ne se développassent que sous l'influence des causes qui ont directement porté leur action sur les voies digestives, et que, conséquemment, elles manquassent dans les cas où la fièvre typhoïde aurait été produite par d'autres circonstances étiologiques. C'est là une opinion que j'émets, sans y ajouter beaucoup d'importance, mais qui se trouve déduite cependant de la constance de ces lésions dans les observations qui ont servi à mes recherches, et dont les sujets avaient été généralement soumis aux causes que j'ai indiquées en parlant du changement d'habitudes et du mode d'alimentation.

Enfin, parmi les autres désordres anatomiques, le ramollissement du cœur, des reins et de la rate, les ulcérations du pharynx, la destruction de l'épi glotte, la carnification du parenchyme pulmonaire, altérations qui sont, pour la plupart, d'autant plus fréquentes et d'autant plus prononcées, que la mort a été plus rapide ; l'absence même de lésions maté rielles, propres à expliquer les dérangemens fonc tionnels qui émanent des centres nerveux: voilà des circonstances qui prouvent, de la manière la plus incontestable, que la fièvre typhoïde est dépendante d'une cause spéciale dont l'action se fait ressentir sur l'ensemble de l'organisme.

Des considérations que je viens de résumer, je crois pouvoir déduire les conclusions suivantes:

1.° Il existe réellement une maladie qui, sous la dénomination de fièvre typhoïde, a droit d'occuper une place dans le cadre nosologique; elle a la plus grande analogie avec le typhus épidémique, dont elle ne diffère que par l'intensité moindre de ses symptômes; de telle sorte qu'elle est à cette dernière affec tion, ce qu'est le choléra indigène au choléra asiatique, ce qu'est encore la varioloïde à la variole.

2.° La fièvre typhoïde ne correspond pas, comme on pourrait le croire d'abord, aux fièvres putrides, malignes des anciens, non plus qu'à la fièvre adynamique et ataxique de Pinel; car, sous ces noms divers, les pyrétologistes, sans en excepter l'auteur de la *Nosographie philosophique*, ont décrit le plus souvent de véritables inflammations des voies digestives, ou de l'encéphale; tandis que, pour nous, il y aura fièvre typhoïde, alors seulement que l'état fébrile, la débilité, la prostration, les désordres dans les fonctions de l'innervation, surviendront sans avoir été précédés de lésions locales, ou que celles ci ne se manifesteront qu'en même temps que ces premiers désordres, et que nous serons fondés, dès lors, à les considérer comme étant sous la dépendance de la cause spéciale qu'il convient d'assigner à la maladie.

3.° De ce qu'à une époque plus ou moins éloignée du début il peut se développer, dans la plupart des affections aiguës fébriles, des symptômes analogues à ceux que l'on observe dans la fièvre typhoïde, il ne faut pas induire que cette maladie n'existe qu'arbitrairement : cette circonstance semblerait, au contraire, prouver son existence réelle ; car, si des symptômes ataxo adynamiques viennent compliquer une phlegmasie locale ; si, par des expériences tentées sur les animaux, on est porté à attribuer cette complication à l'altération du sang, par suite du mouvement fébrile, il suffit qu'un état semblable se manifeste de prime abord, pour reconnaître que, malgré la multiplicité de ses élémens, il constitue une individualité morbide occasionée par une cause semblable, c'est à dire par une altération du sang.

4.° Je conviens qu'il se rencontre des cas douteux dans lesquels le diagnostic différentiel doit présenter des difficultés et des incertitudes ; mais je suis persuadé aussi, d'après les faits que j'ai devers moi, qu'une attention sérieuse, que les lumières fournies par l'expérience et par la méditation des observations bien faites, pourront servir le plus souvent à distinguer l'état ataxo adynamique primitif, ou essentiel si l'on veut, de celui qui ne se manifeste que d'une manière secondaire ; car la distinction à établir entre ces deux états existe réellement, et n'est pas le produit d'une imagination subtile et capricieuse.

5.° — Donner une définition convenable, n'est peut être pas chose facile pour une maladie composée d'élémens si variés ; cependant les faits qui m'ont servi à tracer son histoire m'engagent à proposer la suivante :

Sous la dénomination de fièvre typhoïde, il faut comprendre aujourd'hui : une maladie fébrile, continue ou rémittente, susceptible de se masquer sous la forme des fièvres inflammatoires, bilieuses ou muqueuses ; s'annonçant néanmoins par une série de symptômes qui dévoilent le trouble des fonctions les plus importantes, surtout celui de l'état dynamique qui régit et coordonne les actes de la vie ; dont la cause est une altération primitive du sang, et le caractère anatomique le plus constant, une altération spéciale des follicules agminés de l'intestin, ainsi que des ganglions mésentériques correspondans.

FIN DE LA PREMIÈRE PARTIE.

SECONDE PARTIE.

« *Indiquer le traitement de la fièvre typhoïde dans*
» *les diverses formes qu'elle peut présenter.* »

CHAPITRE PREMIER.

DU TRAITEMENT DE LA FIÈVRE TYPHOIDE EN GÉNÉRAL.

§ I.er

DE LA MÉDECINE EXPECTANTE.

La médecine expectante ne se borne pas à observer oisivement la marche des phénomènes maladifs, à compter les jours, et à attendre les crises; elle n'est pas toujours une lente méditation sur la mort, comme l'ont dit quelques critiques: interprétée convenablement, elle règle sa marche sur celle de la nature, elle favorise les mouvemens salutaires, s'efforce de conjurer ceux qui pourraient devenir nuisibles, et emploie par conséquent pour cela, mais seulement comme auxiliaires, les divers agens médicamenteux. Bornée à son sens littéral, cette médecine dispose, du moins, du régime, des boissons, et de certaines applications extérieures, d'autres soins, que l'on peut appeler hygiéniques, rentrent encore dans son domaine ; et comme alors même qu'il croit devoir intervenir d'une manière plus active, le médecin ne doit jamais perdre de vue, dans tout le cours de la maladie, les règles qui doivent le diriger dans la prescription de ces moyens· c'est un motif suffisant pour les exposer ici en premier lieu.

1.° *Régime alimentaire.*

La prescription du régime exige toujours beaucoup de prudence et de discernement, et c'est dans les écrits d'Hippocrate qu'il faut aller puiser les règles de conduite à cet égard ; car elles sont si sages et si complètes, que les découvertes et les progrès modernes n'ont pu rien y ajouter. Je ne voudrais pas donner trop d'étendue à ces considérations ; mais je ne puis pourtant me dispenser de citer ici quelques préceptes qui me paraissent plus directement applicables à la maladie qui nous occupe, et dont le praticien doit être bien pénétré, s'il veut retirer quelque fruit de la médecine expectante.

« *Ubi igitur peracutus est morbus, statìm extre*
» *mos habet labores, et extremè tenuissimo victu uti*
» *necesse est. Ubi verò non, sed pleniorem victum*
» *exhibere licet, tantùm à tenui recedendum, quan-*
» *tùm morbus remissior extremis fuerit.* »

« *Cùm morbus in vigore fuerit, tùm vel tenuissimo » victu uti necesse est*[1]. »

D'après les préceptes renfermés dans ces deux aphorismes, lorsque la fièvre typhoïde s'annoncera avec une certaine violence, lorsque, surtout, il y aura lieu de penser que le nombre des follicules engorgés est considérable, il faudra tenir le malade à la diète absolue, ou ne le nourrir qu'avec des bouillons légers, des crêmes de riz données en petite quantité, et à des intervalles de deux, trois ou quatre heures. On insistera sur ce mode d'alimentation pendant un temps qu'il est impossible de fixer rigoureusement; et, dans tous les cas, ce sera au praticien judicieux et attentif à surveiller le moment où les symptômes commencent à perdre de leur acuité, seule circonstance qui lui permette de se relâcher un peu de la sévérité du régime. Lorsque, au contraire, la maladie existera à un degré modéré, il faudra permettre une alimentation plus substantielle, sans attendre une convalescence confirmée; mais on ne devra jamais perdre de vue que des alimens trop nourrissans, ou en trop grande quantité, pourraient interrompre et faire rétrograder le travail de cicatrisation qui se passe dans les ulcérations intestinales.

[1] Sect. 1.re, aphor. 7 8.

Ce n'est pas seulement la violence des symptômes qui doit fournir les indications pour la prescription du régime ; il faut encore avoir égard à l'état des forces ; il faut savoir si elles résisteront pendant le temps nécessaire à la guérison, avec la diète la plus sévère, ou des alimens légers ; ou bien s'il s'agit de les soutenir et de les conserver par une nourriture plus substantielle. « *Considerare oportet etiam ægrotantem, nùm ad morbi vigorem victu sufficiat, et an priùs ille deficiat, et victu sufficere non possit, vel morbus priùs deficiat et obtundatur* [1]. »

L'on peut établir, d'une manière générale, que la diète ne doit pas être excessive, ni trop long temps continuée ; car elle contribue à débiliter l'organisme, à favoriser la formation des escharres, et de ces pneumonies entretenues plutôt par le decubitus dorsal prolongé, que par l'inflammation. Par le fait seul d'une trop longue abstinence, il vient un moment où il est impossible de nourrir les malades, parce que leur estomac, ayant perdu son aptitude digestive, ne peut élaborer les substances, même les plus légères, dont il se débarrasse par le vomissement. Quelques médecins voient, dans cette dernière circonstance, un indice certain d'une irritation non complètement

[1] Sect. 1.re, aphor. 9.

dissipée, et en même temps une nouvelle raison d'insister sur l'abstinence; mais ils sont évidemment dans l'erreur. L'immortel vieillard avait bien senti les inconvéniens d'une diète excessive et trop prolongée, lorsqu'il dit : « *Tenuis et exquisitus victus, et in* » *longis morbis semper, et in acutis ubi non convenit,* » *periculosus.........* [1] » « ....*Omne enim delictum* » *quod committitur, multò magìs fit in tenui, quàm* » *in paulò pleniore victu.......... Ob hoc igitur tenuis* » *et exquisitus victus periculosus magìs quàm paulò* » *plenior* [2]. »

Nous avons vu, dans la première partie de ce travail, que le retour de l'appétit, que la faim même, avaient été considérés, par d'habiles observateurs, comme d'un bon augure pour le rétablissement de la santé. S'il est prudent de ne pas écouter aveuglément cette manifestation de l'estomac, il l'est aussi de ne pas la repousser entièrement. Ainsi, lorsque l'appétit commence à se faire sentir, on peut permettre quelques alimens légers et de facile digestion, mais avec la précaution de rester toujours en deçà des désirs exprimés par les malades, et de n'augmenter leur alimentation que graduellement, et alors seulement qu'il est bien avéré que les substances ingérées la

[1] Sect. 1.re, aphor. 4.

[2] Sect. 1.re, aphor. 5.

veille ou les jours précédens n'ont pas été nuisibles. Il ne faut pas oublier que la plupart des causes de la fièvre typhoïde, agissant lentement, ont dû enlever leur activité aux puissances digestives et assimilatrices, et que, par cette seule raison, on les détruirait complètement en exigeant trop d'elles. Les deux préceptes suivans me paraissent résumer la conduite à suivre dans de semblables circonstances. « *Quæ longo » tempore extenuantur corpora, lentè reficere oportet; « quæ verò brevi celeriter*[1]. »

« *Qui cibi paulatìm adjectione utetur, is corpori » leniter sanitatem restituet*[2]. »

Lorsque les accidens les plus graves de la fièvre typhoïde se sont dissipés, et que, sous l'influence d'une alimentation plus nourrissante, commencée depuis quelques jours, les forces n'augmentent pas, la diarrhée devient plus abondante, l'amaigrissement se prononce davantage, et cela malgré que la gravité de la maladie paraisse définitivement conjurée, malgré que l'estomac désire des alimens et les reçoive avec satisfaction, le praticien sera peut être assez heureux pour s'arrêter et faire un pas rétrograde, avant que l'épuisement et le marasme ne viennent lui enlever tout espoir, s'il a présent à la mémoire cette sentence

[1] Sect. 2, aphor. 7.

[2] Hipp. *De vict. Rat. in Acutis.*

du père de la médecine : « *A morbo bellè comedenti* » *nihil proficere corpus, malum est*[1] ».

Cela arrive, surtout, lorsque les ulcérations ont leur siége dans le gros intestin; car la digestion stoma cale peut bien se faire alors d'une manière régulière; mais son produit, charrié à travers une membrane muqueuse ulcérée, est une cause continuelle d'irritation et d'épuisement.

Disons, enfin, que l'on ne peut diriger convena blement la convalescence, et en abréger la durée, qu'en se conformant exactement à ces préceptes.

2.° *Boissons. Lavemens.*

La fièvre typhoïde s'accompagnant le plus ordinairement d'une soif plus ou moins vive, de l'aridité de la langue et de la bouche, d'une ardeur intérieure, de la chaleur et de la sécheresse de la peau, les boissons peuvent puissamment contribuer à diminuer ces symptômes : on peut varier beaucoup leur composi tion ; et, en général, il est bien de s'en rapporter au goût des malades à cet égard, ainsi que pour la température qu'il convient de leur donner ; il suffit seulement qu'elles soient prises en assez grande quan tité, pour tenir constamment humectées les voies digestives.

[1] Sect. 2, aphor. 31.

Les lavemens agissent dans le même but, quoique par une voie opposée : il est important de ne pas négliger ces moyens, qui sont toujours émolliens et tempérans, et qui, administrés souvent et en petite quantité, peuvent diminuer le dévoiement s'il est trop abondant.

3.° *Cataplasmes. — Fomentations. — Bains.*

L'usage des cataplasmes ou des fomentations peut être d'un grand secours, en entretenant autour du ventre une chaleur douce et uniforme ; mais il faut qu'ils soient convenablement appliqués, fréquemment renouvelés, et continués pendant tout le cours de la maladie, si l'on veut en obtenir quelques résultats avantageux.

On ne peut pas songer à faire prendre des bains aux malades pendant le cours de l'affection, à cause de la faiblesse qui les accable ; mais lorsque la fièvre est tombée, et que la convalescence s'annonce, ils seront d'une grande utilité pour activer les fonctions de la peau, toujours lentes à se rétablir. Les bains doivent être pris tièdes, plus ou moins prolongés et répétés, selon que les forces le permettent. On peut les rendre excitans par l'addition de quelque substance alcaline ou de plantes aromatiques, ou bien encore seconder leurs effets par des frictions sèches sur la peau. La persistance ou la manifestation récente de la toux peuvent seules contre indiquer l'emploi des bains, ou, du moins, exiger des précautions particulières dans leur administration. Dans tous les cas, au reste, il sera bon de préserver les malades du refroidissement ; car la cause la plus légère peut impressionner défavorablement une constitution débilitée par une maladie grave et de longue durée.

4.° *Soins hygiéniques.*

Autant que les localités le permettent, il faut que la chambre occupée par les malades atteints de fièvre typhoïde soit vaste, modérément éclairée, et disposée de manière à ce que l'air puisse y être facilement renouvelé. Il est bien d'y allumer du feu pour y entretenir une chaleur douce et uniforme, à moins toutefois que la température atmosphérique ne soit trop élevée, circonstance qui exige alors des renouvellemens d'air plus fréquens, et même des ventilations qui ne porteront pas directement sur le lit des malades ; mais jamais des arrosemens.

Pour empêcher, autant que possible, la formation des escharres, on pourra employer certains moyens mécaniques, tels que des matelas excavés dans leur centre, des coussins remplis d'air, ou tout simplement de crin ou de balle d'avoine, que l'on dispose de manière à ce qu'ils soutiennent le tronc et le siége, et qu'ils fassent porter à faux la région du sacrum, pour la soustraire à une pression continuelle. Mais il convient de donner cette position aux malades dès les premiers jours de la maladie, car les escharres ne commencent ordinairement à se manifester que lorsqu'ils sont plongés dans la stupeur et l'adynamie; ils ne peuvent alors se plaindre de leurs souffrances, et il devient, d'ailleurs, bien plus difficile de leur faire prendre les attitudes propres à s'opposer au développement des escharres.

Dans tous les cas, les malades doivent être souvent changés de linge, et maintenus dans une extrême propreté, pour les préserver des émanations qui s'exhalent des matières excrétées, des plaies, des vésicatoires, ou de celles qui succèdent à la chute des escharres, quand on n'a pas été assez heureux pour les empêcher. Les vésicatoires doivent être pansés trois fois par jour, surtout en été; saupoudrés, au besoin, de quinquina, ou lotionnés avec des solutions chlorurées : des aspersions, faites avec ces solutions sur les couvertures, seront souvent utiles. Les plaies gangreneuses réclament les mêmes soins que celles des vésicatoires; et, de plus, lorsqu'elles ont un aspect blafard, on se trouvera bien de les cautériser superficiellement avec le nitrate d'argent, ou, mieux encore, avec le nitrate acide de mercure.

Telles sont les règles principales qui doivent diriger le praticien dans l'application de la médecine expec tante au traitement de la fièvre typhoïde ; tels sont aussi, comme je l'ai déjà dit, les moyens qu'il ne doit jamais manquer de mettre en usage pendant le cours de la maladie, alors même qu'il se décide à lui opposer les médications plus actives qu'il nous reste à examiner.

---

§ II.

DES TONIQUES, DES STIMULANS ET DES ANTI SEPTIQUES.

La faiblesse étant un des élémens principaux de la fièvre typhoïde, on a dû songer à la nécessité de relever et de soutenir les forces. Cette indication est des plus rationnelles ; elle rentre tout à fait dans la médecine des anciens, c'est à dire dans cette méde cine basée sur l'observation de la marche que suit la nature dans les maladies. Il est certain, en effet, que si, au lieu d'être maintenues à un certain degré, les forces radicales, comme les appelait Barthés, s'é puisent et s'anéantissent de plus en plus, on ne peut espérer le développement de ces mouvemens organi ques, à la suite desquels on voit l'état le plus grave subir un changement salutaire, et que, par conséquent, la guérison est à peu près impossible. Cette indication une fois bien reconnue, les moyens de la remplir se présentent d'eux mêmes : c'est, d'une part, un régime moins affaiblissant, et, de l'autre, les toniques. Parmi ces derniers médicamens, ceux qui sont fournis par les diverses préparations de quinquina méritent généralement la préférence dans la maladie qui nous occupe. Viennent ensuite d'autres agens médicamenteux, qui ne sont pas toniques, à proprement parler, et que l'on désigne sous le nom d'excitans, ou stimulans diffusibles, tels que les éthers, le camphre, le musc, etc., qui peuvent être employés avec avantage en raison de l'action spéciale qu'ils exercent sur le système nerveux.

Après bien des tâtonnemens, après des craintes fondées sur la connaissance qu'ils avaient des lésions dont l'intestin était le siége dans la fièvre typhoïde, MM. Petit et Serres reconnurent l'efficacité des toniques dans le traitement de cette affection, et ils les employèrent avec succès dans un assez bon nombre de cas, dont les observations sont rapportées dans leur ouvrage. Il est vrai que cette médication n'était pas employée seule, et que le plus souvent, suivant l'exigence des cas, ils lui associaient d'autres agens curatifs.

D'après les observations qui lui sont propres, M. Louis conclut que les toniques n'ont pas une influence bien marquée sur la durée moyenne de la maladie ; qu'après leur emploi, on voit certains symptômes diminuer d'intensité, de même que certains autres s'accroissent changemens qu'on ne peut rigoureusement attribuer à l'action de ces moyens, puisqu'on les voit assez souvent se manifester sans qu'ils aient été mis en usage. Mais, en définitive, ce praticien si recommandable reconnaît l'efficacité des toniques lorsque l'indication qui les réclame est bien précise, et il cite à l'appui quatre faits qui sont on ne peut plus concluans en faveur de cette médication.

Le quinquina n'agit pas seulement comme tonique radical; il ne se borne pas à maintenir la résistance vitale dans les limites nécessaires à la guérison; ce précieux médicament possède encore des propriétés anti septiques, bien démontrées par son usage extérieur, et qui doivent incontestablement être les mêmes lorsqu'on l'administre à l'intérieur dans la fièvre typhoide, accompagnée si souvent de phénomènes qu'on ne peut rapporter qu'à la putridité.

Un moyen qui paraît partager avec le quinquina les vertus anti putrides, et qui, peut être même, les possède à un degré plus marqué, c'est le chlore et ses préparations. L'emploi de ce médicament, quoique sous un nom différent, remonte à la fin du siècle dernier. Fordice a administré avec succès l'acide muriatique dans les fièvres malignes, et des empiriques s'en étaient servis avant lui pour combattre la putridité. Il le faisait prendre, à la dose de 100 gouttes, dans une décoction mucilagineuse. Un médecin des hôpitaux militaires de Paris, M. Réveillé Parise, à qui l'on doit ces détails historiques, a publié, dans le *Bulletin général de Thérapeutique*, des résultats qui méritent d'être connus. Sur 22 malades affectés de *typhus sporadique*, qui n'est autre que notre fièvre typhoïde, et qui furent traités par le chlore, il y eut 19 guérisons, dont 5 peuvent être regardées comme douteuses, parce que d'autres médicamens avaient été mis simultanément en usage. M. Réveillé Parise employait l'acide muriatique selon la méthode indiquée plus haut; mais il faisait prendre en même temps, dans les vingt quatre heures, et par cuillerées à café, une potion de 8 onces, convenablement édulcorée, et qui contenait de 2 à 3 gros de chlore liquide.

Ces résultats, quoique publiés seulement en 1834, ont été obtenus en 1809 et 1814; depuis, on est revenu à l'emploi du chlore dans l'affection typhoïde, et c'est surtout MM. Bouillaud et Chomel qui l'ont remis en honneur. Il y a pourtant cette différence entre ces deux praticiens, que le premier n'emploie les solutions chlorurées que comme moyen auxiliaire, tandis que M. Chomel les considère, dans beaucoup de cas, comme la base unique du traitement. Ainsi, il me souvient d'avoir vu, à l'hôpital de la Charité, des malades qui guérissaient sans qu'il leur eût été administré autre chose, pendant tout le cours de leur affection, que du petit lait nitré, ou de l'eau de Seltz, et la tisane chlorurée, qui, d'après la formule du pro fesseur Chomel, se compose de 10 à 18 grains de chlorure de soude, dissous dans une livre d'eau.

Un médecin, qui a fourni à la presse médicale périodique des publications pleines d'intérêt pratique, M. le docteur Mondière, s'exprime ainsi, au sujet de cette médication, dans une notice sur une épidémie de dothinentérie, qui régna à Loudun (Vienne) vers la fin de 1834.

« Nous avons eu recours, chez une douzaine de » malades qui avaient un météorisme très prononcé, » des évacuations alvines et fétides, au chlorure de » soude, d'après la méthode de M. Chomel; et nous » croyons devoir déclarer que nous n'en avons perdu » aucun, et que, dès le second jour de l'emploi de » ce médicament, il y eut de la diminution dans les » accidens [1]. »

La médication tonique a rencontré, dans ces derniers temps, de puissans adversaires. On a dit qu'en raison des ulcérations dont le canal intestinal est le siége, elle ne pouvait être que nuisible. Mais, d'abord, nous voyons tous les jours des inflammations franches changer de nature, à la suite d'applications irritantes; et, en second lieu, les lésions dont s'accompagne la

[1] *Journal hebdomadaire des Progrès des Sciences médicales*, 1835. tom. I, p. 207

fièvre typhoïde, ne ressemblent à rien moins qu'à une inflammation franche; elles ont, au contraire, la plus grande analogie avec les inflammations gangreneuses; et si l'expérience a consacré l'efficacité des toniques, du quinquina surtout, dans les maladies de cette nature, qui ont leur siége à l'extérieur, pourquoi ne pas admettre, par voie d'analogie, que ces moyens doivent avoir le même résultat sur des altérations que tout démontre être sous la dépendance d'un état adynamique?

§ III.

DES RÉVULSIFS ET DÉRIVATIFS EXTERNES.

L'examen que j'ai fait des cas de fièvre typhoïde dans lesquels on a eu recours à l'application des vésicatoires, est loin de leur être favorable. D'une part, ils n'auraient aucune influence sur la durée de la maladie; et, de l'autre, leurs effets immédiats seraient nuls ou nuisibles dans la grande majorité des cas. Ainsi, les accidens cérébraux, qui sont ceux qui déterminent le plus ordinairement à l'emploi des épispatiques sur les extrémités inférieures, seraient plus souvent augmentés que diminués. Si l'on ajoute à ces résultats incertains les inconvéniens réels des vésicatoires, tels que les plaies profondes et douloureuses, les suppurations intarissables, les dénudations étendues de la peau, on sera sans doute convaincu qu'ils constituent une maladie nouvelle, ou, du moins, une complication ajoutée à une maladie déjà si compliquée, et l'on sera porté à y renoncer dans le traitement de la fièvre typhoïde, ou, du moins, à ne les employer que dans certaines circonstances, et avec des précautions qui, en les rendant le moins nuisibles possible, permettent à leur action salutaire de se développer.

Il faudra se garder d'appliquer des vésicatoires dans les premiers jours de la maladie, parce qu'ils augmenteraient infailliblement le mouvement fébrile et l'irritation générale. Cette application paraît surtout opportune dans les cas où l'affaissement et la prostration sont très-prononcés; mais il convient de n'employer que des vésicatoires volans, que l'on multiplie plus ou moins à la surface de la peau, de manière à la rendre le siége d'un mouvement fluxionnaire. Ils agissent alors comme les sinapismes, avec cette différence, peut être, que, selon l'opinion de Baglivi, dont les œuvres contiennent un excellent mémoire sur l'usage et l'abus des vésicatoires, il y aurait de plus une stimulation portée dans toute l'économie, par suite de l'absorption du principe irritant des cantharides.

Relativement aux symptômes cérébraux, d'après les opinions de l'auteur que je viens de citer, les vésicatoires seraient dangereux et souvent mortels dans le délire, tandis qu'ils seraient efficaces dans la somnolence. Baglivi fait remarquer, à cette occasion, qu'Oribase, le premier des médecins arabes qui ait écrit sur l'usage des vésicatoires, s'en abstenait dans tous les cas, excepté dans ceux où il fallait exciter les malades atteints d'affections soporeuses, ou *refroidis* par la maladie.

Lorsque l'on donne la préférence aux sinapismes sur les vésicatoires, il faut avoir soin de ne pas les laisser appliqués pendant trop long temps, surtout si les malades sont plongés dans la stupeur, parce qu'ils ne peuvent pas se plaindre de la douleur qu'ils occasionent, et que ces excitans, par leur séjour prolongé, produisent des plaies plus profondes, et encore plus difficiles à guérir que celles qui résultent des vésicatoires.

J'aurai occasion de mentionner plus tard un mode de traitement qui se rapporte à la méthode dérivative, et que je ne puis indiquer ici, parce qu'il ne peut être employé qu'après les évacuations sanguines locales dont je n'ai pas encore parlé.

§ IV.

DES ÉVACUATIONS SANGUINES.

On ne conçoit pas trop de prime abord que la saignée générale puisse être d'une utilité réelle dans une affection dont l'expression symptomatique principale est la débilité ; cependant quelques praticiens la mettent en usage dans la généralité des cas, et disent en retirer de grands avantages : M. Bouillaud, entr'autres, obtient, par les évacuations sanguines qu'il emploie *coup sur coup*, des succès aussi remarquables que ceux qui signalent sa pratique dans la pneumonie, l'érysipèle, le rhumatisme, etc. Quelle différence, pourtant, dans la nature de ces dernières affections, comparées à celle de la fièvre typhoïde ! Il est vrai que M. Bouillaud emploie en même temps les saignées générales et locales, qu'il ne se borne pas aux pertes de sang, et qu'il reconnaît après celles ci la nécessité des toniques, des chlorures, des vésicatoires ; mais toujours est il que la saignée du bras fait partie essentielle de la méthode de traitement adoptée par ce professeur. Il est peut être utile de rappeler ici que M. Bouillaud n'admet pas l'existence de la fièvre typhoïde ; que l'état typhoïde est, selon lui, une complication d'autres maladies ; et il pourrait bien se faire que, dans plusieurs des cas désignés par lui sous le nom d'entérite ou d'entéro mésentérite typhoide, il s'agit d'une gastro entérite proprement dite, maladie qui comporte parfaitement l'application de la méthode anti phlogistique. Après cette remarque, qui peut seule expliquer les résultats moins favorables obtenus par d'autres praticiens, à l'aide de semblables moyens, cherchons, par l'examen des faits, à bien apprécier la valeur thérapeutique de la saignée.

Dans tous les cas observés par moi, la saignée fut nuisible, inutile, ou ne produisit pas d'amélioration bien démontrée, et qui pût lui être exclusivement attribuée; je n'en ai trouvé qu'un seul qui prouvât évidemment son efficacité, encore même cette évacuation ne fut elle pas faite au bras, et sembla t elle nécessitée par une forme particulière de la maladie, ainsi qu'on le verra plus tard dans la citation que je ferai de cette observation. Les résultats fâcheux, ou, du moins, l'inutilité des saignées générales, me furent tellement démontrées chez l'étudiant en médecine dont j'ai parlé à la page 30, que je dois les signaler ici. La maladie avait débuté par une céphalalgie violente, accompagnée de fièvre modérée et d'une diarrhée peu abondante. Dans le but de combattre le symptôme dominant, je pratiquai une forte saignée du bras, qui ne fut suivie que d'un soulagement à peine sensible, et qui ne se soutint pas d'ailleurs. Une nouvelle saignée fut faite le surlendemain, et n'empêcha pas l'accroissement de la maladie. Ne voulant plus prendre sur ma responsabilité la direction du traitement, j'appelai M. le professeur Andral, qui approuva ce que j'avais fait, et prescrivit une nouvelle saignée, qui, cette fois, fut faite à la saphène. Elle ne fut pas suivie d'un meilleur résultat que les deux premières, il en fut de même des sangsues appliquées à l'anus. Malgré ces déperditions sanguines éprouvées dans un court espace de temps, l'adynamie et l'ataxie se développèrent avec une effrayante rapidité, et amenèrent la mort, qui fut précédée d'une longue agonie dont je n'oublierai jamais les déchirantes angoisses.

Je suis persuadé que ce cas malheureux est du nombre de ceux qui ont engagé M. Andral à réformer sa thérapeutique, et qui lui ont dicté ces paroles prononcées avec l'accent de la conviction, dans une des séances de l'Académie, consacrée à la discussion sur la fièvre typhoïde : « Sur cette question, je dois vous dire » ce que j'ai vu. Il y a une époque de ma vie où j'ai » soigné un très grand nombre de jeunes élèves atteints de fièvre typhoïde. Alors régnaient les idées » de notre grand réformateur, M. Broussais. Je les » adoptais alors, ces idées, et pendant trois ans je » saignai vigoureusement tous ces jeunes gens. Je » vous déclare, la main sur la conscience, que j'ai » reculé...... J'ai vu les symptômes s'aggraver sous » l'influence des saignées; j'ai vu les malades mourir

» rapidement : j'étais effrayé (sensation). Je suis » étonné que M. Bouillaud n'ait pas rencontré de ces » faits [1]....... »

Sur 52 malades qui succombèrent, et dont les observations appartiennent à M. Louis, 39 furent saignés, et chez tous, à l'exception de 4 qui éprouvèrent un peu de soulagement, la maladie resta stationnaire ou acquit plus de gravité; et si la saignée n'a pas été nuisible dans ces cas, il faut au moins avouer qu'elle a été tout-à fait impuissante. En étudiant sur ces mêmes malades les effets de la saignée sur chaque symptôme en particulier, on est forcé de reconnaître que les améliorations momentanées survenues à la suite de l'ouverture de la veine, ont été extrêmement rares; qu'on ne peut d'ailleurs les lui attribuer exclusivement, attendu que des changemens semblables s'observent dans des cas où on n'y a pas eu recours; que le plus souvent, enfin, les dérangemens fonctionnels persistèrent ou s'aggravèrent sous l'influence de la saignée.

Les effets immédiats de la saignée n'ont pas été guère plus manifestes sur 62 malades pris parmi les 88 dont l'affection se termina par la guérison; car,

[1] Compte Rendu de l'Académie royale de Médecine. — Séance du mardi 28 Mars 1837.

dans le plus grand nombre des cas, les symptômes les plus graves, tels que le délire, la stupeur, la somnolence, le météorisme, n'éprouvèrent aucun changement, ou augmentèrent d'intensité. La durée moyenne de la maladie sembla seulement diminuée de trois ou quatre jours.

Après avoir envisagé les faits sous tous leurs points de vue, M. Louis reconnaît que la saignée n'a pas de résultat bien appréciable sur la mortalité, puisque, sur 81 sujets gravement affectés, et qui furent saignés, 39, ou près de la moitié, périrent, et que, chez 28 autres dont l'affection fut grave aussi, il n'en mourut pas tout à fait la moitié (13), et chez ces malades on n'eut pas recours à la saignée. La maladie fut un peu moins fréquemment mortelle (12 fois sur 29) chez les individus qui furent saignés deux fois, du premier au sixième jour. Enfin, cet observateur conclut que la saignée peut être considérée comme un moyen utile dans le cours de l'affection typhoïde, lorsqu'elle est employée convenablement, et dès le début; ce qui veut dire, sans doute, lorsqu'elle est bien indiquée.

L'on pourrait peut être invoquer, en faveur de la saignée, l'altération du sang, et se fonder sur ce que la diminution de sa masse doit diminuer son intoxication, éliminer les matériaux septiques dont il est surchargé; mais, jusqu'à ce qu'il soit prouvé que telle est, en effet, cette altération, il est permis de penser qu'elle ne consiste que dans un état d'appauvrissement; et cette considération, jointe aux résultats peu certains de la saignée générale, devrait, ce me semble, engager à ne l'employer qu'avec réserve, et dans des cas particuliers que je tâcherai de préciser plus tard.

Les saignées locales, par cela même qu'elles sont moins affaiblissantes, trouveront plus souvent leur application; elles seront surtout utiles pour diminuer l'irritation et la douleur locale. Disons cependant que les morsures des sangsues peuvent réagir d'une manière fâcheuse chez les individus doués d'une susceptibilité nerveuse bien prononcée, et que l'on voit quelquefois le délire évidemment déterminé, ou accru par elles : ce serait donc agir sagement, que de n'y pas avoir recours dans de semblables circonstances. C'est principalement lorsque les sangsues sont appliquées à l'anus, que leurs piqûres déterminent les plus vives souffrances; et si l'on croyait devoir employer ce mode d'évacuation dans un cas où le délire serait imminent chez un sujet très nerveux, il faudrait peut être lui préférer une petite saignée du bras, dans le but de ne pas hâter, du moins, la manifestation des accidens cérébraux.

§ V.

DES ÉVACUANS.

(Émétiques et Purgatifs.)

La méthode évacuante était à peu près la seule employée, par les médecins anciens, dans le traitement des pyrexies continues, se rapprochant, par leurs symptômes, de la maladie que nous désignons aujourd'hui sous le nom de fièvre typhoïde. Les Anglais ont continué, jusqu'à nos jours, à la mettre en usage, sous le nom de *Méthode de Hamilton*, tandis que, chez nous, les doctrines physiologiques l'avaient faite presque complètement tomber dans le discrédit. Malgré que quelques médecins éclairés protestassent contre la thérapeutique exclusive, proclamée par l'école de M. Broussais, en employant les émétiques et les purgatifs dans les fièvres continues graves; malgré que M. Bretonneau eût cherché à réhabiliter les purgatifs salins dans le traitement de la dothinentérie, ce n'est que dans le courant de l'année 1827, qu'un rapport fort remarquable sur plusieurs mémoires de M. le docteur Delarroque, et les discussions que ce rapport fit naître au sein de l'Académie de Médecine, ont appelé sérieusement l'attention sur la méthode évacuante appliquée au traitement de la fièvre typhoïde.

M. Delarroque a reproduit les théories de Stoll; il a fait jouer à la bile le rôle principal, dans la production des nombreux phénomènes morbides dont s'accompagne la fièvre typhoïde; et, de ces idées généralisées, il a déduit l'indication constante des évacuans, comme méthode unique de traitement dans cette maladie, quelles que soient sa forme et la diversité de ses symptômes. Voici, au reste, la marche que suit M. Delarroque dans l'administration des évacuans.

Le premier jour, il fait prendre 1 ou 2 grains de tartre stibié, sans être arrêté par la rougeur de la langue, non plus que par les douleurs épigastriques ou ventrales. Le lendemain, il administre l'eau de Sedlitz, ou tout autre laxatif, tel que la crême de tartre, le calomel, l'huile de ricin, et il en continue invariablement et journellement l'usage, tant que dure l'état fébrile. Vers le déclin de la maladie, il soutient les forces par les toniques, et il n'attend pas trop long temps pour prescrire quelques alimens. L'engorgement pulmonaire, qu'il combat par des loochs kermétisés, est le seul accident qui nécessite, pour M. Delarroque, quelques modifications au traitement exposé. La saignée est entièrement proscrite par ce médecin; il la regarde comme très nuisible, et il dit que les malades chez lesquels les évacuans ont été suivis de résultats funestes, étaient ceux principalement qui avaient été saignés précédemment;

tandis que, au contraire, ces moyens se sont montrés efficaces lorsqu'ils ont été employés sur des individus gravement affectés et arrivés à une période avancée de la maladie, mais sans avoir perdu du sang.

Sous l'influence des évacuans ainsi administrés, M. Delarroque assure qu'il a vu s'amender tous les symptômes de la fièvre typhoïde, et notamment ceux qui émanent des organes digestifs; et, en définitive, sur 100 individus traités par cette méthode, 10 seulement ont succombé, et encore, parmi ces derniers, plusieurs avaient été saignés, ou se trouvaient dans un état désespéré lorsque le traitement fut commencé. Un tel succès est vraiment surprenant dans une maladie que l'on sait être généralement grave; aussi a-t-on reproché à M. Delarroque d'avoir fait entrer dans ses calculs des cas légers, voire même de simples embarras gastriques.

M. Andral, rapporteur de la commission chargée de vérifier les observations de M. Delarroque, soumit au traitement indiqué par ce médecin 48 individus chez lesquels les signes de la fièvre typhoïde étaient des plus marqués, et ne permettaient aucun doute sur le diagnostic. Tous les cas légers (30) guérirent; il y eut 2 morts sur 11 sujets plus gravement affectés; enfin, sur les 7 autres, qui présentaient un état ataxo-adynamique fort grave au moment où le traitement évacuant fut commencé, 6 succom bèrent. Ainsi, la réunion de ces trois séries de cas donne une mortalité de 1 sur 6.

M. Louis a obtenu, comme M. Delarroque, une mortalité de 1 sur 10 seulement; mais il est bon de remarquer que ce résultat est fourni par la totalité des malades qui se trouvent divisés en trois séries sous le rapport de la gravité de la maladie, et qu'il est moins favorable si on le considère seulement dans les cas graves. Ainsi, si 14 individus, légèrement affectés, ont guéri; s'il n'y a eu que 1 mort sur les 8 sujets qui composent la série des cas moyens, il s'en trouve 2 sur les 9 dont l'affection fut grave.

Un fait qui résulte de l'examen des documens qui ont été mis à la connaissance de la commission académique, c'est que plusieurs cas graves se sont évidemment amendés par les évacuans journellement administrés, et que, d'un autre côté, les cas légers ne se sont pas ordinairement aggravés sous l'influence de ce traitement. Mais les hommes honorables qui composaient cette commission, tout en rendant hommage au zèle de M. Delarroque, ont reconnu que quelques centaines de faits ne suffisaient pas pour prouver l'application universelle de la méthode évacuante au traitement de la fièvre typhoïde. Ils ont pensé qu'il fallait surtout tenir compte des constitutions médicales, si propres à faire varier les résultats des médications; ils ont voulu, enfin, que l'Académie attendît encore avant de se prononcer définitivement. On ne saurait mieux faire que d'adopter cette réserve, et jusqu'à ce qu'une plus ample démonstration ait prouvé la supériorité des évacuans comme méthode générale, nous serons fondés à ne les employer que lorsque certains symptômes, donnant une forme particulière à la maladie, viendront en réclamer l'administration.

---

§ VI.

RÉSUMÉ.

Malgré qu'il soit bien constant qu'en thérapeutique l'on peut arriver au même but par des routes opposées, ce serait pourtant une prétention bien déplacée que de vouloir traiter exclusivement la fièvre typhoïde par l'une des méthodes qui viennent d'être exposées. Le plus souvent, on pourrait même dire toujours, elles demandent à être combinées ensemble, soit simultanément, soit successivement; et l'on conçoit que les évacuations sanguines, les toniques, les anti septiques, les révulsifs cutanés, puissent tour à tour trouver leur application pendant le cours d'une maladie dont la nature intime est inconnue, ou, du moins, n'est que soupçonnée, et qui est empreinte de ce cachet de généralité qui conduit si naturellement à la médecine des symptômes.

Il n'est aucune de ces méthodes pour laquelle on n'ait invoqué des cas de réussite ; il n'en est aucune, non plus, sur le compte de laquelle on n'ait mis des revers : ce qui tendrait à démontrer, en dernière analyse, qu'elles sont toutes également efficaces, ou également insuffisantes, dans la maladie qui nous occupe. Aussi, quelques praticiens, en faisant ressortir l'inutilité ou les résultats fâcheux des diverses médications, ont ils soutenu que, dans les cas de terminaison heureuse, on était seulement fondé à dire qu'elles n'avaient pas été nuisibles. Ces objections ont été surtout présentées par Dance, trop tôt enlevé à la science, et qui succomba victime de son zèle et de son dévouement pendant l'épidémie de 1832. Après avoir analysé, sous le rapport thérapeutique, 72 observations désignées sous le nom de *fièvres graves*, et dont plusieurs, il faut bien le dire, paraissent se rapporter plutôt à la gastro entérite compliquée, qu'à la fièvre typhoide proprement dite, ce médecin est arrivé à proscrire à peu près entièrement toutes les méthodes de traitement, pour proclamer exclusivement l'utilité de la médecine expectante. Sans doute que, dans les cas excessivement graves, force nous est de reconnaître l'impuissance des moyens de l'art, et d'attribuer la guérison, si elle a lieu, aux efforts critiques, ou à d'autres mouvemens organiques qui se développent spontanément, et que nous ne connaissons que par les changemens qu'ils procurent. Mais, en présence d'accidens aussi nombreux et aussi formidables que ceux qui accompagnent la fièvre typhoïde, le praticien ne saurait rester spectateur inactif; ce qu'il lui importe, c'est de ne pas employer des médications perturbatrices, c'est de bien saisir les indications que fournissent les symptômes et l'état des forces, c'est de savoir attendre et de voir venir, en quelque sorte, avant d'agir. Or, lorsque les antiphlogistiques, les toniques, ou un agent médicateur quelconque, auront été administrés d'après ces principes régulateurs; lorsque, après leur administration, un changement favorable évident sera survenu dans l'état du malade, soutenir qu'il se serait également manifesté sans ces moyens, et que ceux ci ont eu seulement l'avantage de ne pas nuire, c'est, à mon sens, porter trop loin le scepticisme, qui se transforme alors en une taquinerie mesquine et sans portée; c'est abuser singulièrement du droit d'examen et d'analyse.

La prédominance des symptômes et l'état des forces, telles sont, en définitive, les sources des indications curatives que présente la fièvre typhoïde. J'y ajouterai celles qui sont fournies par l'anatomie pathologique, car, que l'engorgement et l'ulcération des plaques elliptiques de l'iléum soient cause ou effet des phénomènes morbides, que ces lésions soient inflammatoires ou de toute autre nature, il suffit que l'investigation cadavérique en ait démontré l'existence fréquente, sinon constante, pour qu'il soit indiqué de les combattre par des moyens appropriés. Essayons donc de préciser ces indications mieux que nous ne l'avons fait dans ces généralités, et exposons le traitement qui convient plus particulièrement aux diverses formes de la maladie.

CHAPITRE SECOND.

DU TRAITEMENT DE LA FIÈVRE TYPHOÏDE

DANS LES DIVERSES FORMES QU'ELLE PEUT PRÉSENTER.

MALGRÉ que l'adynamie et l'ataxie constituent les élémens caractéristiques de la fièvre typhoïde, malgré que la faiblesse, le facies étonné, la céphalalgie, et la lenteur dans les facultés intellectuelles, que l'on observe toujours au début, doivent être considérés, ainsi que je l'ai établi en terminant la première partie de ce travail, comme le premier degré de l'état ataxo adynamique, il n'est pas moins vrai que, dans les premiers jours de la maladie, sa physionomie principale peut être masquée, en quelque sorte, par des symptômes variables, qui ne sont autres que certains de ceux attribués aux fièvres inflammatoire, bilieuse et muqueuse. Cette vérité bien démontrée n'infirme pas les conclusions que j'ai cru devoir déduire de mes recherches, mais elle exige néanmoins que ces trois formes, sous lesquelles la fièvre typhoïde se présente d'abord assez fréquemment, soient examinées sous le rapport du traitement qui leur convient, avant la forme adynamique et ataxique.

Ces diverses manières d'être de la fièvre typhoïde ne s'excluent pas entre elles ; bien loin de là : elles se combinent le plus souvent, et existent ensemble ou successivement aux diverses époques de la maladie. C'est ainsi qu'à son début on peut observer, chez le même sujet, les symptômes d'une irritation générale ou locale, en même temps que ceux qui indiquent un amas de matières bilieuses ou muqueuses dans les voies digestives ; c'est ainsi encore que, plus tard, les symptômes adynamiques et ataxiques se trouveront le plus ordinairement réunis, bien que, dans certaines circonstances, les uns puissent acquérir plus d'intensité, et prédominer sur les autres. Il suit de là que, lorsque le praticien reconnaît l'impossibilité d'employer en même temps les moyens curatifs que semblerait réclamer l'ensemble des désordres fonctionnels, il doit s'attacher à combattre d'abord ceux qui présentent le plus de gravité, sauf à diriger plus tard ses ressources contre d'autres groupes de symptômes, lorsqu'ils ne sont pas amendés par suite de la marche naturelle de la maladie, ou bien, et à plus forte raison encore, lorsqu'ils se sont, au contraire, aggravés.

---

§ I.er

FORME INFLAMMATOIRE.

Si, dès le début de la fièvre typhoïde, le pouls est accéléré et résistant; si la chaleur de la peau est très prononcée, s'il y a en même temps une violente céphalalgie, si la face et les yeux sont injectés, l'on est alors autorisé à mettre en usage la saignée du bras, d'autant mieux que l'on a le plus souvent affaire à des sujets jeunes et robustes. Mais, malgré cette dernière circonstance, il ne faut user de ce moyen qu'avec une certaine modération; ainsi, l'on ne reti rera jamais plus de 10 à 12 onces de sang à la fois, rarement il sera indiqué de réitérer une semblable évacuation, et, plus rarement encore, d'y avoir re cours une troisième fois.

La saignée est pratiquée dans le but de diminuer l'excitation générale; mais ce serait se tromper étrangement, si on la pratiquait tant que le mouvement fébrile présente une certaine violence; il faudrait alors la multiplier indéfiniment, et ce serait, sans doute, sans aucun résultat avantageux; car, moins que toute autre maladie, la fièvre typhoïde est susceptible d'être tout à coup enrayée dans sa marche, d'être jugulée, comme on le dit. Ainsi, l'on doit renoncer à la saignée générale, lorsque, après l'avoir pratiquée une ou deux fois, les symptômes qui avaient paru la réclamer persistent avec une égale intensité, lorsque, surtout, le pouls, tout en conservant sa fréquence, commence à se montrer faible et dépressible.

Nous savons que la fièvre typhoïde s'accompagne presque toujours d'une congestion vers l'organe pulmonaire. Si cette congestion est active, si la toux est forte, s'il existe un point douloureux dans le côté, si la respiration est gênée, l'expectoration sanguinolente, c'est le cas de recourir à la saignée du bras, alors même qu'on l'aurait déjà mise en usage les jours précédens pour combattre l'excitation générale; mais il faudra toujours saigner modérément, et ne pas insister sur les émissions sanguines, autant qu'on serait en droit de le faire dans une pneumonie ordinaire. Quant à l'état catarrhal, qui se décèle par une toux plus ou moins incommode, par le râle sibilant ou muqueux, il fait, en quelque sorte, partie de la maladie, et ne réclame, le plus ordinairement, que des boissons gommeuses, des émulsions, des loochs simples, ou additionnés de kermès, dans le but de favoriser l'expectoration, si elle ne se fait pas convenablement; tout au plus, lorsque la toux est pénible et très fréquente, devrait on faire une application de sangsues à la fossette sus sternale, ou au dessous des clavicules.

Alors même que les douleurs de ventre, la soif,

la rougeur et la sécheresse de la langue, existent avec une certaine intensité, et semblent indiquer une violente irritation du tube digestif, ce n'est pas une raison pour insister plus long temps sur les évacuations sanguines générales, et, sous ce rapport, les passages suivans, extraits du traité de Rœderer et Wagler, me paraissent renfermer des préceptes d'une haute importance, et bien dignes de l'attention du praticien toutes les fois qu'il croit devoir recourir à la saignée.

« *Nequè promiscuæ, nequè frequenti venæ sectioni* » *locus est. Damno enim ægri vena secatur in morbis* » *abdominalibus, nisi morbi indoles inflammata,* » *congestiones in thoracem, ægrique habitus plethoricus, sub initium et incrementum morbi, unam* » *vel alteram venæ sectionem suadeant.* »

« *Maximâ imprimìs hoc nomine opus est cautione,* » *in administrandâ venæ sectione, nisi quidem vires* » *et humorum ubertatem, pro morbo superando ne* » *cessarias, præcerpere, atque symptomata putrida* » *summoperè intendere velis* [1]. »

D'après ce qui précède, on peut établir que la saignée générale ne peut être de quelque utilité que dans les huit ou dix premiers jours de la maladie; et que, au delà de ce terme, il est prudent de s'en abs

[1] Rœderer et Wagler, op. cité, pag. 101 et 136.

tenir, parce qu'elle peut être nuisible, et qu'elle est au moins inutile. Dans la période de stupeur surtout, même quand elle est accompagnée de signes indiquant une irritation vive des voies digestives, on ne peut en attendre que des résultats défavorables.

Les applications de sangsues, ai je dit déjà, en raison de ce qu'elles débilitent moins l'organisme, conviennent plus généralement lorsque la fièvre typhoïde se présente avec des phénomènes morbides que l'on peut rapporter à la forme inflammatoire. Elles seront surtout utiles faites à l'anus d'abord, et puis derrière les apophises mastoïdes, si, avec un mouvement fébrile modéré, il existe une céphalalgie violente. La première de ces applications, secondée par des topiques chauds constamment maintenus sur les extrémités inférieures, a l'avantage d'agir d'une manière révulsive par rapport à l'encéphale; mais je laisse subsister tout entière la remarque que j'ai faite dans le chapitre précédent, c'est à dire que, chez un individu doué d'une susceptibilité nerveuse très prononcée, quels que soient les avantages des sangsues à l'anus, pour diminuer la céphalalgie, on devra leur préférer la saignée du pied ou celle du bras, pour ne pas provoquer le développement des accidens nerveux.

Lorsque les douleurs se trouvent fixées dans la fosse iliaque droite, comme cela a lieu le plus fréquemment, la saignée locale devra être faite dans cette région. Le degré des douleurs indiquera le nombre de sangsues qu'il convient d'appliquer en une ou plusieurs fois ; mais toujours on se trouvera bien, dans un cas semblable, de recouvrir d'un emplâtre stibié la surface sur laquelle ont été placées les sangsues. On obtient ainsi une éruption de pustules dont les piqûres sont principalement le siége, bien qu'elles se développent aussi, quoique moins volumineuses, dans les espaces intermédiaires. M. Bally, à qui appartient ce mode de traitement, attribue à l'irritation artificielle et à la suppuration dont elle est bientôt suivie, d'empêcher les ulcérations intestinales. Quelle que soit la nature de ces ulcérations, cette médication paraît rationnelle, et je l'ai vue assez souvent couronnée de succès à l'Hôtel Dieu de Paris, dans le service du médecin que je viens de nommer. Il est vrai qu'elle n'enrayait pas définitivement la marche de la maladie, qu'elle n'était pas, d'ailleurs, employée seule, et que, suivant l'exigence des cas, on lui adjoignait d'autres moyens de traitement. Je l'ai employée, pour mon compte, dans des cas de fièvre typhoide bien manifeste que j'ai eu occasion d'observer dans ma pratique, et son action m'a paru des plus salutaires.

Il est bien entendu que les évacuations sanguines, générales ou locales doivent être secondées par le régime, les boissons, les fomentations, etc., des développemens plus étendus à cet égard seraient tout à fait inutiles, mais, encore une fois, les anti phlogistiques sont, de tous les moyens employés dans la fièvre typhoide, ceux qui peuvent le moins être considérés comme formant une méthode générale de traitement. Pour confirmer cette assertion, ainsi que ce que j'ai dit ailleurs de la nécessité de mettre successivement en usage des moyens entièrement opposés dans leur action médicatrice, je vais rapporter ici une observation que j'ai recueillie en 1831, à l'hôpital Beaujon, dans le service de M. le docteur Martin Solon, auquel j'étais alors attaché en qualité d'élève interne.

OBSERVATION.

Fièvre typhoide guérie par une application de sangsues et par l'usage des toniques.

Hérard (Julienne), âgée de 20 ans, jouissant habituellement d'une bonne santé, menstruée régulièrement, mais pas abondamment, est venue depuis deux mois du département de la Côte d'Or, son pays natal, à Surêne, près Paris, et elle s'y occupe des travaux des champs. Elle est entrée à l'hôpital le 10 Juin. Depuis une huitaine de jours, elle éprouvait du malaise, des lassitudes dans les membres, de la perte de l'appétit; mais ce n'est que depuis trois jours qu'elle s'est trouvée malade au point d'interrompre ses travaux · les règles venaient alors de cesser.

Le 11, à la visite, elle présente l'état suivant : décubitus sur le dos, facies étonné, céphalalgie vive, face injectée, pupilles dilatées ; douleurs abdominales violentes, augmentant par la pression, et ayant particulièrement leur siége dans la fosse iliaque droite, point de dévoiement ; langue blanchâtre, sèche, peu rouge sur les bords ; soif ; pouls développé, fréquent à 130 pulsations, toux sans expectoration, râle sibilant dans une grande étendue de la poitrine. (Prescription · 20 sangsues à la fosse iliaque droite. — Foment. Orge oxim. Julep. Diète ; lavement.)

Le 12, douleurs moindres dans la fosse iliaque ; la céphalalgie persiste, l'abattement paraît moins marqué, le pouls reste fréquent et développé au même degré. (Orge ox. Julep. Deux pedil. sinap. — Compresses froides sur le front ; fom. sur le ventre. Lavem., diète.)

Le 13, céphalalgie moindre, mêmes caractères du pouls ; la langue est blanchâtre, piquetée de points rouges, et présente une rougeur plus marquée de ses bords ; somnolence dans la journée. (Même prescription.)

Le 14, la somnolence persiste, l'abattement est plus marqué ; soif vive, malgré que la bouche soit assez humide ; moins de râle sibilant. Les réponses sont justes, mais la malade n'a pas conscience de son état, et dit toujours se trouver mieux. Le pouls est fréquent, mais dépressible. (Infusion de café, 2 gros, dans eau 6 onces. Même prescription pour les autres moyens.)

Le 15, céphalalgie moindre, enchifrenement, pesanteur dans les sinus frontaux, moins de somnolence, moins d'abattement. L'état fébrile est le même; le pouls présente quelques irrégularités pour la force de ses pulsations, mais non pour les intervalles qui les séparent. (Même prescription.)

Le 16, il y a eu un peu de délire hier soir et dans la nuit; sudamina nombreux sur l'abdomen, la poitrine et la face interne des bras; râle sibilant transformé en râle muqueux, pouls à 120, assez résistant. (Même prescription, moins le café).

Le 17, affaissement plus marqué· deux selles abondantes en dévoiement, et qui ont eu lieu involontairement; ventre chaud, sans douleur, un peu météorisé, douleurs pendant la toux, expectoration peu abondante d'un mucus épais. Les facultés intellectuelles conservent assez bien leur intégrité, narines pulvérulentes, ailes du nez tremblottantes, pouls fréquent, dépressible. (Quatre vent. mouchetées à la partie post. de la poitrine; *id.* pour les autres moyens.)

Le 18, dévoiement presque continuel, affaissement, langue et dents sèches et brunâtres; râle sibilant plus marqué, surtout à gauche; plus de traces de suda mina. (Deux pots d'inf. de polygala, additionnés chacun de sirop de quina, une once. Pect. gomm. Infus. de café déjà prescrite. Julep. Foment. avec décoct. de camomille et eau de vie camphrée.)

Le 19, agitation; délire pendant la nuit. Il y a eu hier un redoublement qui a duré depuis midi jusqu'à six heures du soir. Le dévoiement continue; les dents semblent plus brunes. La malade ne se plaint nullement. Pouls fréquent et faible. (Même prescription.)

Le 20, le dévoiement continue · un ver lombric a été rendu avec les matières. Persistance des symptômes notés hier, et, de plus, stupeur; ouïe peu nette; nouvelle apparition de sudamina. (Deux lav. de pavot et d'amidon, avec 2 gr. de camphre dans chacun. *Id.* pour les autres moyens.)

Le 21, un autre ver a été rendu. Moins d'agitation, moins de dévoiement; le pouls est moins fébrile, l'ouïe plus nette, les réponses toujours brèves et lentes. (Même prescription.)

Le 22, il n'y a plus de dévoiement. l'affaissement est augmenté; il faut exciter la malade pour qu'elle réponde : réponses lentes, déglutition des boissons difficile; les sudamina ont disparu hier, et reparu aujourd'hui; pouls à 112, pas plus dépressible. Depuis le 19, il y a eu tous les jours une exacerbation vers midi. (Décoct. de quina, une once dans une livre d'eau, à prendre avant le redoublement. — *Id.* pour les autres moyens, moins les lavemens.)

Le 23, délire, agitation. La malade s'est levée pendant la nuit; elle nous dit, ce matin, que c'est pour prendre l'air. Lèvres pâles, abattement qui permet cependant à la malade de se soulever. Les sudamina sont plus nombreux sur le ventre; le redoublement a été moins marqué. (Même prescription.)

Le 24 et le 25, moins d'agitation, la muqueuse buccale est assez humide, la langue n'est pas entièrement sèche, le dévoiement ne se reproduit pas; les selles, qui avaient même manqué depuis deux jours, ont lieu le 25. les matières sont demi liquides, d'une couleur jaune oranger. L'ouie reste obtuse, il se fait un écoulement purulent par les oreilles. On entend difficilement les mots prononcés par la malade, le pouls est à 120, moins résistant que les autres jours; la chaleur de la peau est moins marquée. Le redoublement du 24 s'est prolongé fort avant dans la nuit, celui du 25 a été moins prolongé: escharre profonde, mais peu large au sacrum. (Même prescription.)

Le 26, un peu d'agitation et de délire pendant la nuit; redoublement à dix heures du soir. Il persiste encore ce matin, car le pouls est à 146. (On supprime le sirop de quina, on continue la décoction.)

Le 27, redoublement peu marqué pendant la nuit, l'intelligence reste obtuse; cependant le facies a quelque chose de plus satisfaisant; le pouls reste fréquent, la langue est humectée. (Même prescription.)

Le 28, il y a eu un peu de délire; le pouls est petit, filiforme, dépressible, les sudamina disparaissent; une portion de la décoction de quinquina a été vomie. (Sinap. aux jambes. *Id.* pour les autres moyens)

Le 29, état meilleur; le pouls est un peu plus développé: réponses justes et plus rapides; la malade sourit, et suit des yeux nos mouvemens, elle présente le bras quand on le lui demande. (Même prescription, moins les sinapismes.)

Les jours suivans, l'amélioration continue. Le 2 Juillet, on ne donne que la moitié de la décoction de quinquina; on la supprime entièrement le 5. Le pouls est plus large, mais conserve sa fréquence on donne du bouillon. Le 7, pouls à 164 · bouillon, lait. Le 8, pouls à 100: quelques cerises cuites. Le 12, pouls à 84. le demi quart d'alimens. Le 19, pouls à 80. Le 22, à 70 la malade mange le quart. La convalescence n'est entravée par aucun accident, vers la fin du mois, la malade se lève. Dans les premiers jours d'Août, elle a recouvré des forces, et se livre à quelques occupations dans la salle; elle sort de l'hôpital le 21 Août. Les règles n'ont pas paru pendant la durée de la maladie.

Cette observation pourrait, sans doute, fournir matière à plusieurs réflexions; mais ne l'ayant présentée que sous le rapport thérapeutique, je me conten terai de rappeler que les douleurs abdominales nécessitèrent, au début, une forte application de sangsues; mais que bientôt, en raison de la dépression des forces, la médication tonique fut à peu près la seule que l'on dût mettre en usage.

---

§ II.

FORME BILIEUSE.

Il est constant que, sous le nom de fièvre bilieuse ou gastrique, l'auteur de la *Nosographie philosophique* a décrit de véritables phlegmasies du foie, du duodenum et de l'estomac; aussi, je n'entends pas parler ici de la généralité des symptômes attribués à cette fièvre, regardée, à tort, comme essentielle, mais seulement de ceux qui ont été sommairement indiqués à la page 82 de ce Mémoire; symptômes qui annoncent l'augmentation de la sécrétion de la bile, ainsi que son accumulation dans l'estomac et les intestins, et qui peuvent donner une physionomie particulière à la maladie qui nous occupe, pendant les premiers jours de sa durée.

Ainsi, lorsque la bouche est amère, pâteuse; la langue recouverte d'un enduit épais, limoneux; lorsqu'il y a des nausées et des vomissemens de matières jaunes, verdâtres, lorsque la chaleur de la peau et l'accélération du pouls sont modérés, il convient d'avoir recours à l'administration d'un vomitif. Le tartre stibié est celui qui mérite généralement la préférence, soit à cause de son action immédiate, certaine, et aisément calculable, soit à cause des mouvemens sympathiques qu'il détermine sur plusieurs points de l'économie, et qui, sans aucun doute, contribuent à son efficacité. Il est prudent, en général, de ne faire prendre qu'un seul grain de ce sel, dans un ou deux verres d'une décoction d'orge ou de chiendent, cette dose procure, dans bon nombre de cas, des évacuations suffisantes, on peut, d'ailleurs, l'augmenter, si elle est restée sans effet, tandis qu'en en donnant d'abord une plus considérable, on s'expose à produire des superpurgations qui peuvent devenir funestes.

La céphalalgie, que l'on observe le plus ordinairement au début de la fièvre typhoïde, ne s'oppose pas à ce qu'on ait recours à l'émétique, à moins toutefois qu'elle ne soit très violente et accompagnée d'un mouvement fébrile intense, dans ce cas, il faudrait appliquer quelques sangsues à l'anus, ou derrière les oreilles, avant d'en venir au tartre stibié. Quant aux autres circonstances qui contre indiquent formellement l'emploi de ce moyen, elles sont trop connues pour qu'il soit nécessaire de les signaler ici.

Si, deux ou trois jours après la première administration de l'émétique, dont on aura aidé l'action par des boissons délayantes, acidules, ou même laxatives, les symptômes bilieux persistent, on pourra le réitérer, ou, mieux encore, faire prendre un purgatif, surtout s'il y a lieu de penser que l'embarras bilieux existe en même temps dans le canal intestinal. Il pourra, suivant les cas, être nécessaire de revenir à ce dernier moyen une seconde et une troisième fois. En général, l'on se trouvera mieux d'un purgatif salin que de tout autre.

§ III

FORME MUQUEUSE.

La remarque faite au commencement du paragraphe qui précède, s'applique également à la forme muqueuse. Je limite cette acception à une sécrétion plus abondante de la membrane digestive, à un embarras muqueux gastro intestinal, en d'autres termes, que l'on observe assez fréquemment, au début de la fièvre typhoïde, chez les sujets faibles, lymphatiques, et pendant les saisons froides et humides; circonstance qui permet de penser que cet embarras est plutôt sous la dépendance de l'atonie que de l'irritation.

La perte de l'appétit sans dégoût bien prononcé, la bouche pâteuse, mais bien amère, l'enduit blanchâtre, épais pultacé de la langue, et quelquefois de toute la muqueuse buccale, qui peut présenter aussi des aphtes plus ou moins nombreux, l'absence de la soif, l'odeur acide de l'haleine, des éructations acides ou insipides, des vomissemens de matières blanchâtres, muqueuses et glaireuses ; une diarrhée de matières semblables, mais peu abondante, et existant souvent avec ténesme : telles sont les particularités qui distinguent la forme muqueuse. Il paraît aussi que l'existence des vers lui appartient plus particulièrement.

Cette forme de la fièvre typhoïde, qui persiste ordinairement plus long temps que la forme bilieuse, réclame à peu près le même traitement. Il faut, en effet, débarrasser les voies digestives des mucosités qui les obstruent, et l'on ne peut y parvenir qu'au moyen des émétiques et des purgatifs, qui doivent être administrés comme pour l'embarras bilieux, avec cette différence pourtant, qu'après avoir donné d'abord le tartré stibié, on se trouvera bien de l'ipécacuanha, soit comme évacuant, soit comme propre à produire une légère astriction sur la membrane muqueuse. Quant aux purgatifs, on emploîra aussi, de préférence, les sels neutres, et l'on aidera leur action par les boissons légèrement aromatiques. Si cependant la diarrhée était trop abondante, et précédée ou suivie de violentes épreintes, il faudrait employer les émulsions de manne, l'huile de ricin, le calomel ou la rhubarbe, auxquels on pourrait joindre avec avan tage l'extrait gommeux d'opium. S'il y a lieu de soupçonner la présence des vers dans le canal intestinal, le camphre est le moyen que l'on pourra leur opposer avec plus de sûreté. Il va sans dire que la forme muqueuse ayant une durée plus longue, il est indiqué aussi d'insister plus long temps sur la médication évacuante.

Lorsque l'on a réellement affaire à une fièvre typhoïde marquée par des symptômes bilieux ou muqueux, à mesure que ceux-ci se dissipent, la physionomie propre de la maladie se dessine plus nettement et réclame d'autres médications. Si, en effet, la santé se rétablissait d'une manière bien décidée après l'emploi des évacuans, et sans que l'on eût observé les symptômes ataxo-adynamiques, l'on ne serait pas fondé à dire qu'il s'agissait d'une fièvre typhoïde, mais seulement d'un simple embarras bilieux ou muqueux, gastrique ou gastro-intestinal.

§ IV.

FORME ADYNAMIQUE.

L'adynamie existant déjà dans la plus grande majorité des cas, alors même que la fièvre typhoïde se présente sous l'une des trois formes qui viennent d'être examinées, il est indiqué de soutenir les forces, et, par conséquent, d'associer la médication tonique aux antiphlogistiques et aux évacuans. Toutefois, comme la faiblesse n'est pas alors très prononcée, on peut se dispenser d'avoir recours à des toniques puissans : l'infusion de quinquina faite à froid, les lavemens avec une décoction légère de cette écorce, ou même la limonade ou l'eau de riz vineuses ; les infusions aromatiques, édulcorées avec le sirop de quinquina ou d'écorces d'oranges : tels sont les moyens qui peuvent trouver leur application dans de semblables circonstances. Si une fièvre violente, des douleurs abdominales vives, une irritation gastrique, s'opposaient à l'emploi de ces toniques faibles, il faudra, du moins, y recourir dès que ces symptômes se seront amendés; à plus forte raison conviendra-t-il de les employer sans hésiter, lorsque l'adynamie sera prédominante dès le début de l'affection.

Il est rare que l'on puisse s'en tenir aux toniques faibles pendant toute la durée du traitement ; l'abattement faisant le plus ordinairement des progrès rapides, les préparations plus actives de quinquina deviendront bientôt nécessaires pour combattre l'adynamie prononcée. Ce médicament sera donné en décoction, ou en extrait, dans des potions aromatiques, auxquelles on ajoutera, avec avantage, d'un scrupule à un gros de liqueur anodine d'Hoffmann, s'il existe en même temps des mouvemens spasmodiques. Le vin et la teinture de quinquina pourront aussi être employés ; mais, en général, l'extrait et la décoction conviennent mieux. Le sulfate de quinine, ne jouissant pas de toutes les propriétés du quinquina, me paraît devoir être réservé pour les cas où la marche rémittente de la maladie est bien évidente.

Lorsque la diarrhée est très abondante, lorsque, surtout, les selles ont lieu sans la participation de la volonté, l'on se trouvera bien de substituer ou d'associer aux préparations précédemment indiquées celles de simarouba ou de colombo, combinées avec l'opium, si la céphalalgie trop violente ne contre indique pas ce dernier moyen.

Les sinapismes et les vésicatoires peuvent offrir de grandes ressources dans la forme adynamique de la fièvre typhoïde ; mais il faut multiplier ces excitans à la face interne des extrémités inférieures ; il faut, en outre, ne pas faire suppurer les vésicatoires.

Les frictions sèches ou alcooliques sur les membres, les fomentations sur le ventre avec des décoctions aromatiques, les embrocations huileuses camphrées, sont encore des moyens qu'il ne faut pas négliger de mettre en usage, et qui peuvent seconder favorablement la médication tonique. Les embrocations camphrées sont surtout utiles pour combattre le météorisme.

Pendant long temps on a mis sur le compte des toniques la coloration noire de la langue, son encroûtement, et les fuliginosités des dents; mais ce reproche est bien peu fondé; car, combien de fois ne voit on pas ces phénomènes se manifester chez des individus dont la maladie est abandonnée à elle même, ou traitée seulement par les antiphlogistiques? combien de fois aussi ne voit on pas la langue s'humecter, la diarrhée diminuer, et l'amélioration se prononcer de jour en jour sous l'influence des toniques? Nous en avons eu un exemple dans l'observation que j'ai déjà citée; nous en trouverons un plus concluant encore dans le fait suivant, bien propre, d'ailleurs, à démontrer l'efficacité des toniques, et que j'emprunte à l'ouvrage de MM. Petit et Serres.

OBSERVATION.

Fièvre typhoïde. Médication tonique. — Guérison.

Michel Filhiou, âgé de 30 ans, maçon, du département de la Haute Vienne, habitant Paris depuis quatre mois, d'un tempérament bilieux et d'une constitution moyenne, fut pris, dix jours après son arrivée, d'une diarrhée qui dura huit jours, et cessa ensuite spontanément. Il avait, depuis cette époque, joui d'une bonne santé, et s'était livré à des travaux continus très pénibles.

Le 14 Octobre, il éprouva des lassitudes dans les

jambes et un malaise général, qui le forcèrent de quitter son travail cet état dura deux ou trois jours. Il survint ensuite un léger dévoiement qui augmenta peu à peu, et qui fut suivi d'une douleur dans le bas ventre.

A cette époque, des frissons irréguliers se manifestèrent; une chaleur vive se déclarait tous les soirs, accompagnée d'un léger délire. Le dévoiement resta le même pendant tout ce temps; mais le bas ventre devint de jour en jour plus douloureux ces symptômes augmentèrent graduellement d'intensité jusqu'au 30 Octobre.

Ce jour, la face était plombée, les pommettes légèrement colorées, ainsi que la conjonctive; l'œil était un peu larmoyant, et la pupille dilatée, les lèvres et les dents étaient sèches, l'haleine répandait une odeur particulière; la langue, jaunâtre et gercée, tendait à la sécheresse; le ventre un peu tendu, sonore et très douloureux entre l'ombilic et le pubis · cette douleur était augmentée par la pression, qui déterminait également un mouvement spasmodique des lèvres; les selles étaient rares, ainsi que les urines; il y avait une vive céphalalgie; la somnolence était profonde, le délire marqué, quoique le malade répondît avec précision aux questions qui lui étaient faites; le pouls était fréquent, vide, et facile à déprimer. (Limon. végét. édulc., avec addition d'un demi gros de liq. d'Hoffmann (*bis*); vésic. vol. à une cuisse, frictions sèches sur le bas ventre, 8 sangsues à l'anus.)

Dans la nuit, il urina trois fois assez abondamment : l'urine était rougeâtre, extrêmement sédimenteuse; le sédiment était grisâtre et floconneux; il n'avait point été à la selle.

Le 31, même état; il y eut, le soir, ainsi que la veille, un paroxysme très marqué, pendant lequel la somnolence et le délire furent plus considérables. (Même traitement, moins le vésicatoire.)

Le 1.er Novembre, il y eut une rémission très manifeste; le ventre était encore tendu et un peu sonore, mais douloureux seulement dans les fosses iliaques, par une pression assez forte. Il fut une fois à la selle; l'urine était toujours rougeâtre et très sédimenteuse, principalement celle de la nuit. (Limon. végét., liqueur d'Hoffmann, julep, extrait de quinq, 1 gros; frictions sèches; vésicatoire volant à l'autre cuisse.)

Le 2 et le 3, l'amélioration devint plus sensible; le ventre n'était plus douloureux, les selles étaient naturelles, la somnolence ne se manifestait que le soir, et il n'y avait plus de délire; le pouls était moins fréquent et assez développé.

Le 4, on lui accorda deux soupes, qu'il mangea avec beaucoup d'appétit.

Le 5 et le 6, il se trouva très bien de ce régime, les urines coulaient toujours avec abondance, et laissaient déposer un léger sédiment. (Pendant tous ces jours, même traitement que ci dessus.)

Enfin, le 10, il parut être en parfaite convalescence. On lui accorda le quart, puis la demi portion, et les trois quarts jusqu'au 25 du même mois, que ses affaires domestiques l'obligèrent de sortir, quoiqu'il n'eût pas encore recouvré toutes ses forces [1].

Parmi les observations de guérison que contient le *Traité de la fièvre entéro mésentérique*, j'ai choisi celle qu'on vient de lire, parce que, comme celle que j'ai déjà rapportée, elle démontre l'opportunité de moyens curatifs, opposés dans leur action. Ici, les sangsues étaient réclamées par les douleurs de ventre; elles furent suivies d'amélioration; mais la prostration des forces nécessita bientôt l'emploi des toniques, qui eurent des résultats on ne peut plus avantageux. Je me contente de ces deux faits, bien qu'il me fût facile d'en citer bon nombre d'autres qui prouveraient l'efficacité des toniques, employés de prime abord, ou après d'autres médications.

[1] Petit et Serres, ouvrage cité. Obs. XXXII, p. 230.

§ V.

FORME ATAXIQUE.

Les désordres de l'innervation, qui caractérisent particulièrement cette forme de la maladie, se rencontrent assez fréquemment dans les inflammations du cerveau ou de ses membranes; et bien que, dans la fièvre typhoïde, nous ne puissions pas les attribuer à la même cause, puisque l'examen cadavérique ne nous fait le plus souvent découvrir aucune lésion capable d'expliquer l'existence des mouvemens convulsifs, de la stupeur, de la somnolence, du délire, etc., il est des cas néanmoins où la prédominance de certains de ces symptômes exige le traitement que l'on devrait employer, si l'on avait la certitude qu'ils sont produits par une irritation inflammatoire. L'observation suivante fournira la preuve de cette vérité.

OBSERVATION.

Fièvre typhoïde. Prédominance des symptômes cérébraux. Délire furieux. Antiphlogistiques. — Saignée de la temporale. Cessation du délire. Guérison.

Bourlier, âgé de 31 ans, d'une bonne constitution, teint brun, d'un caractère enjoué, ainsi que nous pûmes le constater après sa guérison, entra à l'hôpital Beaujon le 28 Octobre 1831. A Paris depuis cinq ans, il y exèrce l'état de garçon boulanger, il se nourrit bien, et a toujours joui d'une bonne santé. Marié et père de famille, il est séparé de sa femme, et a des chagrins domestiques. Il accuse huit jours de maladie. Il a éprouvé d'abord des frissons après s'être mouillé; il a eu aussi, dès ce moment, du dévoiement sans douleurs abdominales.

Le 29, à la visite : le ventre, pressé dans toute son étendue, n'est pas notablement douloureux ; le malade n'y accuse qu'une *idée* de douleur. Le dévoiement est abondant dix selles dans les 24 heures. La langue est sèche, peu rouge ; ses papilles sont développées, la tête est lourde, l'ouie dure; le malade sent lui même qu'il prononce mal, et que sa langue est embarrasée. En prolongeant les questions, on s'aperçoit que les facultés intellectuelles, un peu troublées d'abord, reprennent leur intégrité, sentiment de brisement dans les membres, facies prostré, hébété, inquiet. Il existe une éruption de pétéchies sur le ventre, la poitrine et les bras. Le malade nous dit qu'il a le *transport* dans la nuit. Le pouls est peu développé à 88. (20 sangsues à l'anus, pédiluve, limon. gom, lav. amilacé, diète.)

A ma visite du soir, l'état du malade ne présentait pas de changement notable, la langue était seulement plus sèche. Vers le milieu de la nuit, le malade fut pris d'un délire furieux, pendant lequel on fut obligé de l'attacher ; ce qui augmenta encore ses vocifé rations.

Le 30 au matin, le malade est calme ; il dit n'être pas malade; il n'a aucun souvenir de ce qui s'est passé la nuit, mais il veut être détaché. L'œil est brillant, la conjonctive injectée, le pouls à 80. (Ouverture de la temporale droite. Le malade est très calme pen dant que le sang coule le sang retiré (20 onces) ne présente rien à noter. Lim. gom., diète.)

Pendant la journée le malade est calme, si ce n'est pendant le moment où il est visité par ses parens. Il passe la nuit sans délire, sans rêves, sans agitation.

Le 31, une selle ce matin, sans dévoiement, point de douleurs dans le ventre, qui est souple ; la langue est rouge, sèche, un peu rugueuse ; les pétéchies commencent à s'effacer, le facies est moins prostré que le premier jour, mais il n'est pas entièrement normal. (Lim. gom., émulsions, compresses froides sur le front, pédil. sinap., diète.)

Le 1.er Novembre, les pétéchies s'effacent, il n'y a plus de dévoiement ; le pouls est fréquent, la peau chaude, la langue plus sèche qu'hier, les yeux sont chassieux. (Même prescription ; léger bouillon.)

Le 2, le malade est calme et dort tranquillement pouls large et dur à 92 ; le facies paraît moins étonné ;

les réponses sont justes, mais toujours un peu vacillantes. (Saignée d'une pal. ; *id.* pour les autres moyens.)

Le 3, le pouls conserve sa fréquence, et présente quelques irrégularités pour la force de ses pulsations ; la langue est moins sèche ; l'exaspération fébrile a été moins marquée hier soir. (*Ut suprà.* — Un bain.)

Le 4, même état du pouls ; le facies est plus naturel, la langue moins sèche · trois selles peu abondantes, liquides, jaunâtres. Les facultés intellectuelles sont dans un état plus satisfaisant. (*Ut suprà.*)

Le 5, au moment de la visite, sueur abondante depuis un quart d'heure ; la langue est humide, le malade se trouve fatigué et faible, il dort cependant d'un sommeil tranquille ; pouls à 88, ondulant : deux selles bilieuses depuis hier ; les yeux ne sont plus injectés ; l'éruption pétéchiale est presque entièrement effacée. (*Ut suprà.* Soupe maigre.)

Jusqu'au 8, le malade va de mieux en mieux ; on augmente successivement son alimentation Le 12, il mange la demie, il se sent faible pendant quelques jours, et sort en très bon état le 19 Novembre.

REFLEXIONS.

L'efficacité de l'artériotomie a été ici des plus évidentes, puisque, en effet, le délire ne s'est pas reproduit après qu'on l'a eu mis en usage. Le mouvement fébrile était précisément peu développé, alors que les symptômes cérébraux étaient portés à leur plus haut dégré d'intensité ; le délire n'était pas continu ; il existait en même temps qu'une diarrhée non accompagnée de douleurs abdominales ; il y avait, en outre, une éruption de pétéchies. Ces circonstances méritent de fixer l'attention, car elles démontrent qu'il s'agissait réellement d'une fièvre typhoïde, et non d'une méningite ou d'une entéro céphalite. Enfin, pour confirmer ce que j'ai dit en résumant les causes de la fièvre typhoïde, je ferai remarquer que si le sujet de cette observation n'était pas soumis aux influences inséparables du changement d'habitudes, les chagrins domestiques avaient pu donner lieu, chez lui, au développement de la maladie.

Toutes les fois donc que le délire sera prédominant, surtout si c'est dans les premiers jours de la maladie, et chez un sujet robuste ; si, en outre, le pouls est large et développé, il faut mettre en usage les évacuations sanguines. Je n'hésiterais pas à conseiller l'ouverture de l'artère temporale dans des cas qui se rapprocheraient le plus possible de celui dont j'ai tracé l'histoire. L'on peut, au reste, avoir recours à la saignée modérée du pied ou du bras, aux sangsues derrière les oreilles, aux ventouses scarifiées à la nuque. Lorsque le délire est accompagné de pesanteur ou de douleur de tête, lorsque surtout cette douleur se fait sentir le long du rachys, et qu'il existe en même temps des bourdonnemens d'oreille, on se trouvera bien d'un emplâtre vésicatoire occupant toute la région cervicale postérieure; des compresses froides, appliquées et fréquemment renouvelées sur le front, en même temps que des topiques chauds sont main tenus sur les jambes; les bains, et principalement les bains avec affusion, si une trop grande faiblesse ne s'oppose pas à leur emploi, pourront être fort utiles dans les circonstances indiquées.

Mais lorsque les symptômes ataxiques existent en même temps que la prostration des forces, je ne saurais concevoir les avantages que l'on peut retirer des pertes de sang, et, selon moi, il est indiqué d'y renoncer, pour mettre en usage les antispasmodiques et les stimulans diffusibles, tels que le musc, le cas toreum, les éthers, la serpentaire de Virginie, l'acé tate ou le carbonate d'ammoniaque, le camphre, etc. D'après les préceptes établis dans dans le chapitre précédent, les vésicatoires aux extrémités inférieures conviendront, surtout, si la somnolence est très prononcée. Disons le cependant : si les symptômes ataxo adynamiques sont portés à leur plus haut degré d'in tensité, ces divers moyens ne présentent que de faibles ressources; et, sans les abandonner entièrement, sans se décider à une complète inaction dans des cas où l'existence est si gravement compromise, il faut bien reconnaître que, si la guérison a lieu, elle est due autant à la puissance de la nature qu'à l'action des médicamens ; il faut surtout admettre la supériorité de cette puissance, si elle se manifeste par l'apparition de quelque phénomène critique.

Parvenu au terme de la tâche que je m'étais imposée, je sens plus que jamais les difficultés qu'elle présentait, et je suis loin de m'abuser au point de croire que je les ai heureusement surmontées. Mais je puis dire, avec assurance, que les opinions émises forment pour moi une conviction, parce qu'elles s'appuient, d'une part, sur les documens trop peu nombreux, sans doute, de mon expérience propre ; et, de l'autre, sur des études et des recherches consciencieuses, auxquelles de longues veilles ont été consacrées.

Puisse ce travail ne pas être jugé indigne de l'attention ! puisse t il, surtout, ne pas la fatiguer par ses longueurs et ses redites · défauts inévitables peut être dans un sujet aussi complexe, et dont les détails réclamaient, avant tout, l'exactitude et la clarté !

FIN.

Post scriptum. Je venais de mettre la dernière main à ce travail, lorsque j'ai lu, dans le dernier numéro du *Journal des Connaissances médico chirurgicales*, un article sur la fièvre typhoïde. Les opinions qui y sont contenues, au moins pour ce qui concerne la nature de la maladie, sont analogues à celles que j'ai émises ; et, par cela même, ces dernières me semblent acquérir plus de valeur, car l'auteur de cet article, M. le docteur Chardon, ne s'est prononcé qu'après avoir observé un grand nombre de faits.

21 Février 1838.

TABLE DES MATIÈRES.

Pages.

Avant Propos, Plan et Division v

PREMIÈRE PARTIE.

Chapitre premier. Détails historiques, Dénominations diverses. 3

Chapitre second Étiologie 14

1.° Sexe 15

2.° Age 16

3.° Tempérament et constitution. 19

4.° État habituel de la santé, maladies antérieures 21

5.° Impressions morales. *Ibid.*

6.° Professions 22

7.° Changement d'habitudes, alimentation, etc. 24

8.° Causes occasionelles 33

Chapitre troisième. Symptomatologie.

§ I.er Description générale des symptômes. 38

§ II. Symptômes relatifs aux fonctions de relation.

1.° Habitude extérieure. 47

2.° État de la peau. 48

3.° Céphalalgie. 52

4.° Somnolence. 53

5.° Délire. 54

6.° Spasmes et autres mouvemens involontaires. 58
7.° État des forces. 60
8.° Douleurs des membres. 62
9.° État de l'oreille. 63
10.° Épistaxis. 64
§ III. — Symptômes relatifs aux fonctions digestives.
1.° Diarrhée. 66
2.° Douleurs de ventre. 68
3.° Météorisme. 70
4.° Symptômes gastriques. 72
5.° État de la langue. 74
§ IV. — Symptômes relatifs aux fonctions circulatoires.
1.° Symptômes fébriles (frissons, chaleur et sueurs). 76
2.° État du pouls. 78
§ V. Symptômes relatifs aux fonctions respiratoires. 80
§ VI. — Symptômes relatifs aux fonctions sécrétoires. 82
CHAPITRE QUATRIÈME. Anatomie pathologique. 85
§ I.er Considérations générales. *Ibid.*
§ II. Lésions des organes qui servent aux fonctions de relation. 90
1.° État extérieur. 91
2.° Membranes du cerveau. *Ibid.*
3.° Cerveau. 92
§ III. — Lésions de l'appareil digestif. 94
1.° Intestin grêle. *Ibid.*

2.° Gros intestin. 103
3.° Glandes mésentériques. 105
§ IV. Lésions de l'appareil circulatoire.
1.° Cœur. 107
2.° État du sang. 110
§ V. Lésions de l'appareil respiratoire.
1.° Poumons. 113
2.° Épiglotte. 114
§ VI. — Lésions des organes sécréteurs. 116
de la rate. 117
Résumé et Conclusions. 118

SECONDE PARTIE.

Chapitre premier. Du traitement de la fievre typhoide en général
§ I. De la médecine expectante. 133
1.° Régime alimentaire. 134
2.° Boissons, lavemens. 139
3.° Cataplasmes, fomentations, bains. 140
4.° Soins hygiéniques. 141
§ II. Des toniques, des stimulans et des anti septiques. 143
§ III. Des révulsifs et dérivatifs externes. 148
§ IV. Des évacuations sanguines. 151
§ V. Des évacuans (émétiques et purgatifs). 157
§ VI. — Résumé. 161

Chapitre second. — Du traitement de la fièvre typhoide dans les diverses formes qu'elle peut 165 présenter.
§ I.er Forme inflammatoire. 167
Observation. — Fièvre typhoide guérie par une

application de sangsues et par l'usage des toniques. 172

§ II. — Forme bilieuse. 178

§ III. — Forme muqueuse. 180

§ IV. Forme adynamique. 182

Observation. Fièvre typhoïde, médication tonique, guérison 185

§ V. Forme ataxique. 189

Observation Fièvre typhoïde, prédominance des symptômes cérébraux, délire furieux, traitement antiplogistique, saignée de l'artère temporale, cessation du délire, guérison. *Ibid.*

FIN DE LA TABLE.

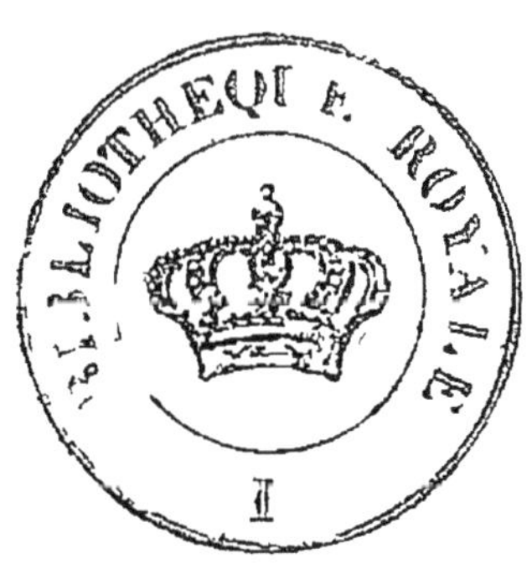

www.ingramcontent.com/pod-product-compliance
Ingram Content Group UK Ltd.
Pitfield, Milton Keynes, MK11 3LW, UK
UKHW020119200726
13856UKWH00002B/635